María de los Ángeles Sánchez Tapia
Cinthya Camacas Duarte
Byron Serrano Ortega

Estado nutricional y ganancia de peso en gestantes

María de los Ángeles Sánchez Tapia
Cinthya Camacas Duarte
Byron Serrano Ortega

Estado nutricional y ganancia de peso en gestantes

Estadística del Centro de Salud N° 3-Loja

Editorial Académica Española

Imprint
Any brand names and product names mentioned in this book are subject to trademark, brand or patent protection and are trademarks or registered trademarks of their respective holders. The use of brand names, product names, common names, trade names, product descriptions etc. even without a particular marking in this work is in no way to be construed to mean that such names may be regarded as unrestricted in respect of trademark and brand protection legislation and could thus be used by anyone.

Cover image: www.ingimage.com

Publisher:
Editorial Académica Española
is a trademark of
Dodo Books Indian Ocean Ltd., member of the OmniScriptum S.R.L Publishing group
str. A.Russo 15, of. 61, Chisinau-2068, Republic of Moldova Europe
Printed at: see last page
ISBN: 978-620-3-58690-9

Título

Estado nutricional y ganancia de peso en gestantes atendidas en el Centro de Salud N° 3 de Loja

AUTORES: Md.Cinthya Yazmín Camacas Duarte
Dra. María de los Ángeles Sánchez Tapia, Esp.
Dr. Byron Efrén Serrano Ortega, Esp.

LOJA – ECUADOR

CARTA DE AUTORIZACIÓN

Cinthya Yazmín Camacas Duarte, María de los Ángeles Sánchez Tapia, Byron Efrén Serrano Ortega autores del trabajo: **"ESTADO NUTRICIONAL Y GANANCIA DE PESO EN GESTANTES ATENDIDAS EN EL CENTRO DE SALUD N° 3 DE LOJA"**, autorizamos la difusión con fines estrictamente académicos la producción intelectual.

Autor: Cinthya Yazmín Camacas Duarte, Médico General, Residente de Medihospital-Loja
Cédula: 1106052085

Dirección: Ciudadela Unión

Lojana. **Correo electrónico:**

jazcd@hotmail.com

Teléfono: 0982839024

Autores: María de los Ángeles Sánchez Tapia, Doctora en Medicina y Cirugía, Especialista en Ginecología y Obstetricia, Docente Titular de la Carrera de Medicina de la Universidad Nacional de Loja.

Cédula: 1103469720

Dirección: La Argelia.

Correo   electrónico:
marjha123@gmail.com

Teléfono: 0997132380

Autores: Byron Efrén Serrano Ortega, Doctor en Medicina y Cirugía, Especialista en Cirugía General, Médico Tratante de Hospital Básico Saraguro, Docente de la Facultad de la Salud Humana de la Universidad Nacional de Loja**.**

Cédula: 1106052085

Dirección: La Argelia.

Correo   electrónico:
serranoortegabyron@gmail.com

Teléfono: 0992273823

ÍNDICE

ÍNDICE DE TABLAS

1 Título

Estado nutricional y ganancia de peso en gestantes atendidas en el Centro de Salud N° 3 de Loja

2. Resumen

El estado nutricional inicial (ENI) y el control de la ganancia de peso (GP) durante la gesta, son de vital importancia, ya que su alteración constituye un factor de riesgo para el desarrollo de complicaciones maternas y fetales a corto, mediano y largo plazo. Los objetivos fueron, valorar el estado nutricional pregestacional y gestacional hasta la doceava semana que presentan las mujeres atendidas en el Centro de Salud N°3 de Loja, estimar su GP por trimestre y establecer la relación del estado nutricional y su GP. El estudio es de tipo descriptivo. La muestra fue de 92 gestantes que cumplieron los criterios de inclusión. Los datos se recogieron de las curvas de GP y de Índice de Masa Corporal (IMC) del Ministerio de Salud Pública (MSP) contenidas en las historias clínicas de las embarazadas. Luego de analizar la información se obtuvo, un IMC inicial promedio($\tilde{x}$) de 25,28Kg/m^2 ($\pm$4,25DE), la población se dividió en, 56,5% con ENI normal, 28,3% sobrepeso, 14,1% obesidad y 1,1% infrapeso; la GP al final del tercer trimestre fue normal en 44,6%, menor a lo recomendado en 30,4% y excesiva en 27,2%. Se pudo constatar que no existe diferencia significativa ($p>0,05$) para la relación entre el ENI y la GP al final de la gestación. En conclusión el IMC inicial no es predictor de la GP final que alcanzará la gestante a término de este proceso y la alteración de esta variable podría estar determinada por otros factores.

Palabras Clave: Índice de Masa Corporal, Embarazo, Complicaciones.

3. Abstract

The initial nutritional status (INS) and the control of weight gain (WG) during the pregnancy are of vital importance, since its alteration constitutes a risk factor for the development of maternal and fetal complications in the short, medium and long term. The objectives were to assess the pre-pregnancy and gestational nutritional status up to the twelfth week of the women assisted at the Health Center No.3 of Loja, and estimate their WG per quarter and establish the relationship of nutritional status and their WG. The study is descriptive. The sample was of 92 pregnant women who met the inclusion criteria. Data was collected from WG curves and Body Mass Index (BMI) of the Ministry of Public Health (MSP), contained in the medical records of pregnant women. After analyzing the information, it was obtained, an initial average BMI($\tilde{x}$) of 25,28Kg/m^2 (± 4.25DE), the population was divided into, 56.5% with normal INS, 28,3% overweight, 14,1% obesity and 1,1% underweight, the WG at the end of the third quarter was normal at 44,6%, less than what was recommended at 30,4% and excessive at 27,2%. It was found that there is no significant difference (p>0.05) for the relationship between INS and WG at the end of gestation. In conclusion, the initial BMI is not a predictor of the final WG that the pregnant woman will achieve at the end of this process and the alteration of this variable could be determined by other factors.

Keywords: Body Mass Index, Pregnancy, Complications.

4. Introducción

El estado nutricional de la mujer gestante antes y durante el embarazo constituye un factor determinante para su salud y la del feto, ya sea a lo largo de la gestación, así como en etapas posteriores de la vida. Está determinado por los hábitos maternos, y depende de la satisfacción de las necesidades adicionales, que demanda este proceso fisiológico, así pues se traducirá en un incremento ponderal exitoso, excesivo o deficiente, al final de la gesta, mismo que de estar alterado generará situaciones de riesgo para los dos seres. (Organización de las Naciones Unidas para la Agricultura y la Alimentación (FAO), Organización Panamericana de la Salud (OPS), 2017)(Gramage, María, Asins, Álvarez, & Aguirre, 2013).

Alrededor del mundo la nutrición inadecuada constituye uno de los principales problemas de salud. Es así que en África Subsahariana y Asia Centro Meridional y Sudoriental, una crecida proporción de mujeres comienza el embarazo con un Índice de Masa Corporal (IMC) superior a 30 Kg/m^2, lo que entre otras cosas denota un estado nutricional anormal y propicia el riesgo de complicaciones como diabetes gestacional, productos con excesivo o bajo peso al nacer, riesgo aumentado de obesidad infantil e incremento anormal de peso materno, acrecentando aún más el problema de obesidad y sobrepeso en la población general, con todas las comorbilidades que aquello desencadena (Organización Mundial de la Salud (OMS), 2014).

En el orden de las ideas anteriores, en Valencia - España, datos de un estudio efectuado a 473 participantes, demostró que el IMC promedio que presentan las gestantes, antes de la semana 12, corresponde a 24Kg/m^2 ($\pm$ 5DE). Es así que 12,7% del total corresponde a bajo peso, 53,7% normopeso, 23,3% sobrepeso y 10,4% obesidad, lo que demuestra un predominio del estado nutricional normal, sin embargo las proporciones de sobrepeso y obesidad son elevadas para lo esperado y en su defecto, el porcentaje de bajo peso es exagerado, considerando los esfuerzos actuales de combatir la malnutrición (Gramage et al., 2013).

En Estados Unidos por su parte, se reporta que solo del 30 a 40% de las mujeres embarazadas aumentan de peso dentro de los rangos recomendados. En la misma revisión se informa que en Estados Unidos y Europa del 20 al 40% de las gestantes ganan peso por encima de las recomendaciones, tendencia que continúa en aumento con el paso del tiempo, pues un estudio de cohortes retrospectivo realizado para examinar la tendencia en el aumento de peso durante el embarazo, en Carolina del Norte, encontró que la proporción de mujeres que gana peso gestacional excesivo (más de 18 Kg) aumentó de 15,5% a 19,5% en 5 años (Muktabhant, Ta, Lumbiganon, & Laopaiboon, 2015).

Considerando las ideas anteriores es que el reciente informe del Instituto de Medicina (OIM) resume la situación estableciendo que las mujeres de hoy poseen mayor peso; por ende un mayor porcentaje de ellas están iniciando el embarazo con alteraciones en la nutrición, como sobrepeso y obesidad, y resultado de esto es el aumento ponderal exagerado durante la gesta que al final solo conlleva a más problemas de salud (Muktabhant et al., 2015).

Estas tendencias, en cuanto a aumento ponderal en la gestación, varían de forma significativa, mientras unas investigaciones aseguran que las mujeres obesas tienden a ganar peso en exceso, otros estudios sugieren en cambio que la ganancia de peso es mínima e incluso que existe pérdida ponderal. En una revisión retrospectiva realizada en Estados Unidos, se concluyó que 3,6% (12 de 328) del total de mujeres con obesidad, de una muestra de 2011 usuarias, perdieron peso, en comparación con el grupo de estado nutricional normal (n=1227), y el de sobrepeso (n=456) donde el porcentaje de incremento ponderal inadecuado alcanzó solo el 0,08% y el 0,2% respectivamente (Furber et al., 2013).

Por su parte, en Latinoamérica, un estudio transversal realizado en Cartagena Colombia con una muestra de 413 embarazadas en el cual se valoró el estado nutricional mediante indicadores antropométricos, reportó que el estado nutricional es normal solo en el 42,1% del total, es decir más de la mitad de gestantes presenta alteraciones en la nutrición (López Sáleme et al., 2012).

En contraste a aquello, en un estudio realizado en Paraguay, con 75 participantes se reportó que el 68%(n=51) de gestantes presenta un IMC inicial normal, el 18,7% (n=14) obesidad y el 12%(n=9) bajo peso. Así también se hace referencia al IMC pregestacional promedio, mismo que alcanza valores de 24 Kg/m^2 ($\pm$ 4DE) lo que denota una población en el rango de la normalidad, pero con una ligera tendencia al sobrepeso (Mendoza, Pérez, & Sánches, 2010)

En Perú, otra investigación llevada a cabo con 134 gestantes, revela datos diferentes, donde, el 1,5% (n=2) de la población estudiada presentó bajo peso, el 49,3% (n=66) normopeso, el 32,1% (n=43) sobrepeso y el 17,2% (n=23) obesidad. De igual manera se hace referencia al IMC pregestacional y hasta el primer trimestre promedio, que en este caso fue de 25,79Kg/m^2 ($\pm$ 4,8DE) (Magallanes, Barazorda, Quispe, Robles, & Apaza, 2014).

En el orden de las ideas anteriores, en Ecuador el bajo peso materno ha disminuido en las últimas dos décadas, pero la prevalencia de sobrepeso en este grupo ha tenido un aumento constante, así lo evidencia el Sistema de Vigilancia Alimentaria Nutricional (SISVAN) del Ministerio de Salud Pública (MSP) del Ecuador, mismo que registra un total de 68 900 mujeres con detección de su embarazo durante el año 2014, de las cuales el 6,46% presentaron bajo peso, 51,57% normopeso, 13,18% sobrepeso y el 28,78% obesidad (Ministerio de Salud Pública (MSP), 2014a)(Ministerio de Salud Pública (MSP) / Sistema de Vigilancia Alimentaria y Nutricional (SISVAN), 2014a).

Así también, en lo referente a ganancia de peso, reporta un total de 48 336 mujeres embarazadas registradas el mismo año, de las cuales el 36,78% obtuvo una ganancia de peso al final de la gesta adecuado, el 18,87% excesivo y el 44,35% deficiente (Ministerio de Salud Pública (MSP) / Sistema de Vigilancia Alimentaria y Nutricional (SISVAN), 2014b).

Continuando con la idea anterior, en la provincia de Loja durante el año 2014 se registra 2 386 mujeres que acuden a consulta para iniciar el control de su embarazo, obteniéndose que de aquellas, 5,07% presentó bajo peso, 55,53% normopeso, 9,89% obesidad y el 29,51% sobrepeso, así también se registran 2 248 gestantes a término, de las cuales el 41,68%(n=937) presentó un aumento ponderal al final de la gesta, catalogado como deficiente, el 41,10% (n=924) obtuvo una ganancia de peso normal y el 17,22% (n=387) un aumento de peso excesivo (Ministerio de Salud Pública (MSP) / Sistema de Vigilancia Alimentaria y Nutricional (SISVAN), 2014b) (Ministerio de Salud Pública (MSP) / Sistema de Vigilancia Alimentaria y Nutricional (SISVAN), 2014a).

Por lo expuesto queda claro que la normativa de ganancia ponderal durante el embarazo no ha sido cumplida con éxito en años pasados, constituyéndose un problema de salud para este grupo vulnerable, así mismo se observa que el estado nutricional pregestacional tampoco se ha controlado, hecho preocupante considerando su importancia para la prevención de complicaciones durante y después del embarazo. En el país, más del 37% de los embarazos son no planificados, por ello es casi imposible realizar una intervención previa sobre la nutrición, y las medidas por ende deben orientarse hacia el aumento ponderal saludable (Soliz, 2013) (Ministerio de Salud Pública (MSP), 2014a) (Chávez, Smeke, Rodríguez, Bermúdez, & Restrepo, 2011).

En el orden de lo manifestado, es entonces responsabilidad del equipo de salud trabajar junto a la mujer gestante para establecer una buena ganancia ponderal, que se enmarque en las pautas establecidas a nivel nacional y se encamine a preservar en todo momento el bienestar de ambos seres (Tarqui Mamani, Álvarez Dongo, & Gómez Guizado, 2014).

El MSP ha implementado protocolos para el control de estas variables, y a partir de ello es que la presente investigación se orienta a la evaluación de tales parámetros, que aunque siendo modificables aún hoy, constituyen un serio problema de salud.

Por lo citado y después de efectuar una búsqueda de estudios actuales que evalúen el presente problema de la mujer embarazada, se constató que la información con respecto a esta temática en la localidad es escasa.

En este sentido y tomando en cuenta los esfuerzos que se realizan en el país, con el fin de asegurar el bienestar materno fetal, surgió la siguiente pregunta de investigación, ¿Cómo es el estado nutricional y ganancia de peso durante el embarazo en mujeres que asisten al Centro de Salud N°3 de la ciudad de Loja?

Y en base a aquella, se formuló el objetivo general encaminado a, determinar el estado nutricional y ganancia de peso en gestantes atendidas en el Centro de Salud N° 3 de Loja, a través del cumplimiento de objetivos específicos que tuvieron como fin, valorar el estado nutricional pregestacional y gestacional hasta la doceava semana que presentan las mujeres atendidas en el Centro de Salud N° 3 de Loja, estimar la ganancia de peso por trimestre en mujeres gestantes atendidas en el Centro de Salud N°3 de Loja y establecer la relación del estado nutricional y la ganancia de peso de la mujer gestante.

5. Revisión de Literatura

5.1. Embarazo

5.1.1. Definición. Proceso fisiológico que experimenta la mujer, se inicia con la concepción y termina con el parto y nacimiento del producto. Su correcto desarrollo está determinado por distintos factores, de allí que surge la necesidad de brindar el consejo y la ayuda necesaria para que constituya un proceso de bajo riesgo que no curse con complicaciones y que pueda ser vigilado en el primer nivel de atención del Sistema Nacional de Salud (SNS) (Ministerio de Salud Pública (MSP), 2016).

5.1.2. Detección del embarazo. El diagnóstico o detección de la gestación casi siempre comienza cuando una mujer se presenta con síntomas como náuseas y vómito generalmente matutinos, retraso en el período menstrual y tal vez con un resultado positivo en una prueba urinaria doméstica de embarazo. Por lo general, a estas mujeres se les practica una prueba confirmatoria de orina o sangre. Es probable que haya datos de sospecha o diagnósticos de embarazo en la exploración. A menudo se usa la ecografía, sobre todo en los casos en los que existe duda sobre la viabilidad o localización del embarazo (Cossio et al., 2012).

5.1.3. Duración normal del embarazo. La duración media del embarazo calculada desde el primer día del último periodo menstrual normal es muy cercana a los 280 días o 40 semanas (Cossio et al., 2012).

Edad gestacional. La edad gestacional (EG) o edad menstrual, corresponde a la duración del embarazo calculado desde el primer día de la última menstruación normal, hasta el nacimiento o hasta el evento gestacional en estudio. La EG se expresa en semanas y días completos. Puede ser determinado mediante cálculo matemático, realizando el conteo de los días correspondientes y dividiéndolos para 7, a través de la medición de fondo uterino o de manera más confiable a través de ultrasonido por el diámetro biparietal o la longitud del femoral (Ministerio de Salud Pública (MSP), 2016).

División del embarazo por trimestres. Se ha vuelto costumbre dividir el embarazo en tres periodos iguales de unos tres meses calendario. Por costumbre, el primer trimestre se extiende hasta que se completan 14 semanas, el segundo hasta la semana 28 y el tercero incluye de la semana 29 a la 42 de la gestación. Por eso, hay tres periodos de 14 semanas cada uno. Ciertos problemas obstétricos mayores tienden a agruparse en cada uno de estos tres periodos (Cossio et al., 2012).

5.2. Nutrición en el embarazo

5.2.1.Definición. La nutrición es la ingesta de alimentos en relación con las necesidades dietéticas del organismo. Una buena nutrición es un elemento fundamental de la buena salud. Una mala nutrición puede reducir la inmunidad, aumentar la vulnerabilidad a las enfermedades, alterar el desarrollo físico y mental, y reducir la productividad (Organización Mundial de la Salud (OMS), 2015).

El embarazo constituye una de las etapas de mayor vulnerabilidad nutricional en la vida de la mujer. Existe una importante actividad anabólica que determina un aumento de las necesidades nutricionales con relación al período preconcepcional (Ministerio de Salud de la Nación, 2013).

5.2.2 Aumento de peso durante el embarazo. La mayor parte del aumento de peso normal durante el embarazo es atribuible al útero y su contenido, las mamas y al aumento del volumen de sangre y líquido extracelular extravascular. Una fracción más pequeña del aumento de peso se debe a alteraciones metabólicas que producen un aumento de agua celular y al depósito de grasa y proteínas nuevas, las llamadas reservas maternas. En promedio es de 12.5 Kg (Cossio et al., 2012).

Metabolismo del agua. El incremento en la retención de agua es una alteración fisiológica normal del embarazo. Está mediado, al menos en parte, por un descenso en la osmolalidad plasmática cercano a 10 mOsm/Kg inducido por el reajuste de los umbrales osmóticos para la sed y secreción de vasopresina. Al término, el contenido de agua del feto, la placenta y el líquido amniótico se aproxima a 3.5 L. Se acumulan 3 L más por el incremento del volumen sanguíneo de la madre y el tamaño del útero y las mamas. Por lo tanto, la cantidad mínima de agua adicional que acumula la mujer promedio durante el embarazo normal es de 6.5 L (Cossio et al., 2012).

Tanto el peso materno inicial como el peso ganado durante el embarazo guardan una relación importante con el peso al nacer. Sin embargo, no está claro qué función tienen la grasa o el agua maternas en el crecimiento fetal. Los estudios en mujeres bien nutridas sugieren que el agua corporal materna, y no la grasa, contribuyen más al peso al nacer del recién nacido (Cossio et al., 2012).

Alimentación durante el embarazo. Durante el embarazo, las necesidades nutricionales son mayores, sin embargo esto no significa que la mujer deba alimentarse de manera abundante. La alimentación diaria debe ser completa, variada y brindar todos los nutrientes necesarios para cubrir los requerimientos de la mujer y del nuevo ser. Durante la gestación se produce un aumento de los requerimientos nutricionales y la calidad de la alimentación que constituye un factor fundamental para la salud de la embarazada y de su hijo o hija, a medida que avanza la gestación (Cossio et al., 2012).

Alimentación durante el primer trimestre de embarazo. En los tres primeros meses de embarazo la mujer suele tener náuseas, vómitos, y falta de apetito; estos malestares no duran mucho tiempo, pero sí afectan a su alimentación y disminuyen su ingesta. En estos primeros meses, la cantidad de alimento no es tan importante como su calidad, por lo que se recomienda el consumo de alimentos variados con alto contenido de nutrientes como lácteos, carnes con poca grasa, huevos, frutas, vegetales, frutos secos (maní, nueces), granos, cereales integrales y agua. Si los malestares de alimentación continúan, se recomienda realizar comidas más pequeñas pero más frecuentes durante el día y evitar preparaciones grasosas con sabores y olores fuertes que pueden generar rechazo (Coronel, Nazca, & Morocho, 2013).

Alimentación durante el segundo y tercer trimestre de embarazo. Al cuarto mes de embarazo el niño o niña ya está formado y se encuentra en pleno desarrollo; por lo que la madre necesita comer alimentos nutritivos en mayor cantidad que en el primer trimestre. Además, se incrementan las necesidades de nutrientes como proteínas, minerales y vitaminas por lo que su alimentación diaria deberá incluir alimentos ricos en estos nutrientes y agua suficiente para mantenerse hidratada (Coronel et al., 2013).

5.2.3.Recomendaciones alimentarias. Cada determinado periodo, el Food and Nutrition Board del Institute of Medicine publica las recomendaciones alimentarias, incluidas las dirigidas a embarazadas o mujeres que dan de lactar. Ciertos complementos prenatales de vitaminas y minerales pueden generar consumos mayores a las cantidades recomendadas (Cossio et al., 2012).

Además, el uso de complementos excesivos, muchas veces por automedicación, ha despertado preocupación por toxicidad de nutrientes durante el embarazo. Los que tienen efectos tóxicos potenciales son hierro, cinc, selenio y vitaminas A, B6, C y D. En particular, el exceso de vitamina A (más de 10 000 IU al día) puede ser teratógeno (Coronel et al., 2013).

Calorías. El embarazo requiere 80 000 calorías adicionales, la mayor parte acumulada en las últimas 20 semanas. Para cubrir esta demanda, se recomienda un aumento calórico de 100 a 300 kcal al día durante el embarazo. Las calorías son necesarias para obtener energía y siempre que el consumo calórico es insuficiente, se metaboliza proteína en lugar de ahorrarse para su función vital en el crecimiento y desarrollo fetales (Cossio et al., 2012).

Proteínas. A las necesidades básicas de proteína de la mujer no embarazada se agregan las demandas para el crecimiento y remodelación del feto, placenta, útero y mamas, así como el aumento del volumen sanguíneo materno. Durante la segunda mitad del embarazo se depositan cerca de 1 000 g de proteína, equivalente a 5-6 g al día. Las concentraciones de la mayor parte de los aminoácidos en el plasma materno se reducen mucho, incluidas la ornitina, glicina, taurina y prolina. Las excepciones durante el embarazo son el ácido glutámico y la alanina, cuya concentración se incrementa. De preferencia, la mayor parte de la proteína debe provenir de fuentes animales ya que aportan aminoácidos en las combinaciones óptimas (Cossio et al., 2012).

Minerales. Con la excepción del hierro, casi todas las dietas que aportan calorías suficientes para el aumento adecuado de peso contienen minerales en cantidad adecuada para prevenir la deficiencia, si se ingieren alimentos yodados (Cossio et al., 2012).

	Edad (años) de Embarazadas	
Minerales	**14 - 18**	**19 - 50**
Calcio	1300mg	1000mg
Sodio	1,5g	1,5g
Potasio	4,7g	4,7g
Hierro	27mg	27mg
Zinc	12mg	11mg
Yodo	220ug	220ug
Selenio	60ug	60ug

Tabla1: Raciones alimentarias diarias recomendadas para adolescentes y adultas embarazadas.
Fuente: Food and Nutrition Board del Institute of Medicine (2008) / (Cossio et al., 2012) página 203.

Hierro. De los casi 300 mg de hierro que se transfieren al feto y la placenta, y los 500 mg que se incorporan en la masa creciente de hemoglobina materna, casi todo se usa después de la mitad del embarazo. Durante ese periodo, las necesidades de hierro impuestas por el embarazo y la excreción materna suman un total cercano a 7 mg. Pocas mujeres tienen reservas de hierro suficientes o un consumo adecuado de hierro para cubrir esta cantidad. Con tan sólo 30 mg de hierro elemental, suministrado como gluconato, sulfato o fumarato ferroso, y tomado todos los días durante la segunda mitad del embarazo, se obtiene el hierro suficiente para cubrir las necesidades del embarazo y proteger las reservas preexistentes del mineral. Esta cantidad también cubre las necesidades de hierro para la lactancia (Fernández, Soriano del Castillo, & Blesa Jarque, 2016).

Como las necesidades de hierro son pocas durante los primeros cuatro meses del embarazo, no es necesario aportar hierro complementario en esta etapa. La omisión del hierro complementario durante el primer trimestre evita el riesgo de agravar la náusea y el vómito (Gill et al., 2009).

Calcio. La embarazada retiene alrededor de 30 g de calcio, la mayor parte del cual se deposita en el feto en etapas avanzadas del embarazo. Esta cantidad de calcio representa sólo alrededor del 2.5% del calcio materno total, cuya mayor parte está en los huesos y que puede movilizarse con facilidad para el crecimiento fetal (Cossio et al., 2012).

Cinc. La deficiencia grave de cinc puede causar poco apetito, crecimiento inferior al óptimo y cicatrización anormal de las heridas. La deficiencia profunda de cinc causa enanismo e hipogonadismo. Aunque no se ha establecido con certeza el nivel de cinc complementario que es seguro para la embarazada, el consumo diario recomendado durante el embarazo es cercano a 12 mg (Cossio et al., 2012).

Yodo. Se recomienda el uso de sal y productos de pan yodados durante el embarazo para contrarrestar el aumento en las necesidades fetales y las pérdidas urinarias maternas de yodo. El interés en aumentar el yodo alimenticio se intensificó con los informes que vinculan el hipotiroidismo materno subclínico con los resultados adversos del embarazo y los posibles defectos en el desarrollo neurológico en niños estudiados a los siete años de edad (Cossio et al., 2012).

Magnesio. No se ha identificado la deficiencia de magnesio como consecuencia del embarazo. No hay duda que durante la enfermedad prolongada sin consumo de magnesio, el nivel plasmático podría alcanzar cifras bajas críticas, como ocurriría en ausencia de embarazo (Cifuente et al., 2009).

Vitaminas. El incremento de las necesidades de la mayor parte de las vitaminas durante el embarazo casi siempre se cubre con cualquier dieta general que aporte las calorías y proteína suficientes. La excepción es el ácido fólico durante periodos de necesidades inusuales, como el embarazo complicado por vómito prolongado, anemia hemolítica o fetos múltiples (Cruz, Sánchez, & López, 2012).

Vitamina A. No se recomienda la complementación habitual durante el embarazo. Por el contrario, existe una relación entre los defectos congénitos y las dosis muy altas durante la gestación (10 000 a 50 000 IU al día) (Cruz et al., 2012).

Vitamina B12. Las concentraciones plasmáticas maternas de vitamina B12 disminuyen en el embarazo normal, lo que se debe sobre todo al descenso en la concentración plasmática de proteínas transportadoras, las transcobalaminas (Cossio et al., 2012).

Vitamina C. La ración alimenticia recomendada de vitamina C durante el embarazo es de 80 a 85 mg diarios, casi 20% más que en la no embarazada. Una dieta razonable debe cubrir esta cantidad con facilidad. La concentración plasmática materna disminuye durante el embarazo, mientras que el nivel en la sangre del cordón es más alto, fenómeno que se observa con la mayor parte de las vitaminas hidrosolubles (Cossio et al., 2012).

5.2.4. Alteraciones en la nutrición. La malnutrición materna, incluye tanto el bajo peso como el sobrepeso y la obesidad. El estado nutricional de la mujer gestante tiene influencia en los resultados sanitarios del feto, del lactante y de la propia madre. Deficiencias de micronutrientes como el calcio, el hierro, la vitamina A o el yodo pueden producir malos resultados sanitarios para la gestante y ocasionar complicaciones que pongan en peligro la vida de ambos seres (Darnton Hill, 2014).

Desnutrición. El bajo peso materno, ha disminuido en las últimas dos décadas, aun así, una pequeña parte de mujeres en edad reproductiva presenta desnutrición, evidenciada por un Índice de Masa Corporal (IMC) menor de 18,5 Kg/m^2. El bajo peso de la mujer embarazada contribuye a la restricción del crecimiento fetal, lo que aumenta el riesgo de mortalidad neonatal y para los niños sobrevivientes, trae como consecuencia retraso del crecimiento, que junto a una inadecuada lactancia materna incrementa el riesgo de mortalidad en los primeros 2 años de vida. Se estima que la desnutrición, el retraso del crecimiento fetal, emaciación y deficiencias de vitamina A y zinc, junto con la lactancia materna sub óptima es causa de 3,1 millones de muertes infantiles cada año, el 45% de las muertes infantiles en 2011 (Mendoza et al., 2010) (Ministerio de Salud Pública (MSP), 2014b).

Sobrepeso y Obesidad. El sobrepeso y la obesidad están aumentando en todo el mundo, lo que plantea un desafío para la salud individual y pública. Esta epidemia no excluye a las mujeres en edad reproductiva ni a las embarazadas. La obesidad influye en la salud reproductiva, ya que ocasiona infertilidad (o reduce las tasas de embarazo), dificulta la concepción espontánea, afecta negativamente en las técnicas de reproducción asistida y aumenta las tasas de aborto (Gramage et al., 2013).

Asimismo, se asocia a resultados perinatales adversos, incrementando el riesgo de hipertensión y diabetes gestacional, cesárea, tromboembolismo, malformaciones congénitas, macrosomía fetal e incluso, muerte materna y neonatal. Por ello, es necesario desarrollar programas de atención y vigilancia que incluyan un control óptimo del aumento de peso y que eviten que una mujer con normopeso se convierta en una gestante obesa. Para alcanzar esta meta, es necesario disponer de estándares de aumento de peso seguro durante el embarazo (Gramage et al., 2013).

5.2.5.Objetivos del Ministerio de Salud Pública del Ecuador. En el Ecuador, las primeras causas de mortalidad materna son hemorragia posparto (17,01%), hipertensión gestacional (12,45%) y eclampsia (12,86%), las cuales están relacionadas o se cree que su origen podría estar determinado por alteraciones nutricionales. Análisis previamente reportados, mostraron que la deficiencia de calcio aumenta el riesgo de preeclampsia. Por lo tanto, abordar deficiencias podría resultar en la reducción sustancial de las muertes maternas. Para prevenir y controlar estos problemas nutricionales es necesaria la captación temprana, así como la atención integral a la mujer gestante y madre en período de lactancia (Ministerio de Salud Pública (MSP), 2014a).

Los objetivos de una adecuada nutrición en la mujer durante el período preconcepcional y en el embarazo son:

- Promover la ganancia adecuada de peso
- Prevenir deficiencias nutricionales
- Reducir el riesgo de anomalías congénitas
- Promover un adecuado crecimiento y desarrollo fetal y
- Reducir el riesgo de enfermedades crónicas no transmisibles

Dentro de las acciones indispensables para el cumplimiento de los mismos es la educación en prevención y la asesoría nutricional de la mujer en edad fértil que desea embarazarse, para de esa manera mantener un peso óptimo y establecer una ganancia ponderal adecuada durante el proceso, además del uso de suplementos como las tabletas de hierro más ácido fólico, antes de concebir, para evitar malformaciones y alteraciones congénitas (Ministerio de Salud Pública (MSP), 2014a).

5.2.6.Nutrición en la mujer adolescente embarazada. La mujer adolescente que se encuentra creciendo tiene necesidades nutricionales distintas en comparación a la mujer embarazada no adolescente. Si no se consume una dieta adecuada durante el período de adolescencia, puede resultar un retardo en la maduración sexual y puede detener o disminuir el crecimiento lineal (Gamboa Montejano & Valdés Robledo, 2013).

Las adolescentes durante su período de embarazo pueden seguir creciendo. Un estudio reveló que más de la mitad de las adolescentes primigestas de 16 años aumentaron la altura de 2 a 16 cm entre su primera asistencia a la clínica prenatal y entre uno a 60 días después del parto (Ministerio de Salud Pública (MSP), 2014a).

Existen datos limitados sobre los requerimientos nutricionales de adolescentes embarazadas. Las necesidades energéticas dependen de muchos factores, tales como, el estado de crecimiento, peso pre grávido, actividad física, estado de embarazo y la composición corporal. Sin embargo, el requerimiento de calcio, zinc, fósforo es mayor en las embarazadas adolescentes (Ministerio de Salud Pública (MSP), 2014a).

5.2.7.Consecuencias de un inadecuado aumento de peso en el embarazo.

Comorbilidades y complicaciones. Según la OMS las comorbilidades son afecciones que se agregan a la enfermedad primaria. En este contexto corresponden a alteraciones que se presentan como resultado de la alteración del estado nutricional, como la diabetes gestacional, la preeclampsia y la eclampsia; por su parte las complicaciones corresponden a sucesos inesperados que en condiciones normales no aparecen o tienen menos probabilidad de desarrollarse, como un parto pre término y bajo o excesivo peso al nacer (Organización Mundial de la Salud (OMS), 2015).

La ganancia de peso gestacional es un fenómeno complejo influenciado no sólo por cambios fisiológicos y metabólicos maternos, sino también por el metabolismo placentario. Las mujeres que durante el embarazo tienen un IMC normal y una ganancia de peso adecuada, presentan una mejor evolución gestacional y del parto. Las embarazadas con una ganancia de peso mayor a la recomendada presentan un incremento en el riesgo de desarrollar hipertensión, diabetes mellitus, varices, coledocolitiasis, embarazos prolongados, retardo en el crecimiento intrauterino, mayor porcentaje de complicaciones al nacimiento, alteraciones trombóticas, anemia, infecciones urinarias y desórdenes en la lactancia (Minjarez Corral et al., 2014).

Factores de riesgo modificables. Incluyen sobrepeso u obesidad materna IMC igual o superior a 25 Kg/m² o 30 Kg/m² respectivamente, inactividad física antes o al inicio del embarazo y el aumento excesivo de peso durante el embarazo, incluso para aquellas mujeres que tienen sobrepeso o ya eran obesas (Muktabhant et al., 2015).

5.2.8.Nutrición y patologías maternas sobreañadidas.

Bajo peso. El embarazo requiere una mayor ingesta de macronutrientes y micronutrientes para la madre y para el feto, por ello, la desnutrición o una dieta inadecuada durante el embarazo pueden dar lugar a resultados perinatales adversos. Los estudios de observación han indicado que tanto el aumento de peso gestacional y la ingesta de energía se asocian fuerte y positivamente con el crecimiento fetal, y posiblemente estén asociados con un menor riesgo de parto pre término. Por otra parte, estas asociaciones son más fuertes en las mujeres desnutridas, es decir, aquellas que ingresan al embarazo con un bajo IMC (Tieu, Bain, Middleton, & Crowther, 2013).

El bajo peso y la poca estatura tienen elevada prevalencia en los países pobres, lo que provoca un mal desarrollo fetal, aumenta el riesgo de complicaciones durante el embarazo y entraña la necesidad de un parto asistido (Organización Mundial de la Salud (OMS), 2014).

En el orden de lo anteriormente citado, el aumento insuficiente de peso de la madre secundario a una dieta inadecuada, contribuye también al incremento de parto prematuro, bajo peso al nacer y defectos congénitos (Darnton Hill, 2014).

Peso excesivo. En comparación con las mujeres de peso normal, las mujeres obesas tienen un mayor riesgo de embarazos afectados por anomalías congénitas, incluyendo la espina bífida, anomalías cardiovasculares, labio leporino y paladar hendido. La muerte fetal es también más común y hay una posibilidad de que estas mujeres produzcan un aborto espontáneo. Varios estudios sugieren que la diabetes gestacional, hipertensión y preeclampsia/eclampsia son complicaciones frecuentes del embarazo en este caso. Además, alrededor de una quinta parte de las mujeres que son obesas al comienzo del embarazo dan a luz bebés de gran tamaño (macrosomía, definida como mayor de 4000 g o superior al percentil 90) (Furber et al., 2013).

5.2.9. Instrumentos del Ministerio de Salud Pública de Ecuador para valorar estado nutricional y ganancia de peso

Manejo de la curva de ganancia de peso de la mujer gestante en la historia clínica. El propósito de las gráficas para control del incremento de peso de la mujer gestante, es vigilar, sobre estos parámetros, a la embarazada de forma sistemática y adecuada, identificar las alteraciones para disminuir los riesgos causados por la deficiente o excesiva ganancia de peso y estimular la atención integral e incorporar la asesoría nutricional de conformidad a la condición nutricional individual de cada gestante (Ministerio de Salud Pública (MSP), 2014a).

El incremento de peso óptimo se define como aquella ganancia de peso durante la etapa de gestación, que se asocia al menor número de eventos negativos de la madre y del niño, tanto en embarazo, parto, puerperio y aún en etapas posteriores de la vida (Ministerio de Salud Pública (MSP), 2014a).

Es así que se ha estandarizado que toda mujer embarazada que acuda a la consulta debe ser pesada, medida y categorizada en un grupo nutricional determinado por el IMC, a partir del cual se seleccionará la gráfica de incremento de peso que le corresponda para ser vigilada el resto del embarazo en cada control prenatal (Ministerio de Salud Pública (MSP), 2014a).

Índice de masa corporal pregestacional y hasta el primer trimestre. Para determinar este parámetro, se utiliza la gráfica de IMC del período pregestacional y hasta el primer trimestre de gestación (Anexo 3). En caso de que la mujer posea una talla inferior a 145 cm se deberá efectuar el cálculo utilizando la fórmula del IMC existente (Ministerio de Salud Pública (MSP), 2014a).

El IMC corresponde al valor obtenido de la relación peso (Kg) / talla^2 (m) de la gestante, mismo que constituye un indicador para evaluar el estado nutricional de forma práctica y sencilla, y que a su vez también puede ser aplicable a toda la población.

El MSP maneja gráficas estandarizadas que permiten obtener este dato de forma adecuada (Anexo 3, Gráfico 5) para obtener el IMC pregestacional y hasta el primer trimestre se procede a pesar y medir a la usuaria, posteriormente se coloca en la línea vertical el peso en Kg (cada espacio corresponde a 1 Kg) y en la horizontal la talla en cm (cada espacio corresponde a 1 cm), por último en la línea punteada se representa el valor del IMC. La línea que aparece resaltada y el correspondiente valor encerrado en círculo indican los límites de los rangos del IMC determinados por la OMS para la clasificación del estado nutricional en adultos (Ministerio de Salud Pública (MSP), 2014a). Los valores aceptados para este parámetro corresponden a los siguientes:

Clasificación del estado nutricional según IMC	Rango recomendado de ganancia durante el embarazo	Velocidad de ganancia de peso en el segundo y tercer trimestre Kg/semana
Bajo peso (<18,5)	12,5 a 18	0,51 Rango: 0,44-0,58
Normal (18,5 – 24,9)	11,5-16	0,42 Rango: 0,35-0,50
Sobrepeso (25 -29,9)	7–11,5	0,28 Rango: 0,23-0,33
Obesidad (>30)	5-9	0,22 Rango: 0,17-0,27

Tabla2: Recomendaciones para la ganancia total de peso (Kg) y velocidad de ganancia de peso (Kg/semana) durante el embarazo
Fuente: Institute of Medicine, IOM (USA) 2009 / Guía de práctica clínica (Ministerio de Salud Pública (MSP), 2014a) Página 18

5.2.10.Curvas de ganancia de peso durante el embarazo. Se dispone de varias recomendaciones sobre la ganancia de peso adecuada durante el embarazo, desde que en la primera mitad del siglo XX se recomendó no aumentar más de 9,1 Kg durante este proceso.

El IMC antes citado permite clasificar a la población en 4 estados de nutrición, obesidad, sobrepeso, normopeso y bajo peso (Organización Mundial de la Salud (OMS), 2015).

Las recomendaciones sobre el aumento ponderal según el IMC que se siguen usualmente provienen de las establecidas por el Institute of Medicine (IOM) en 1990, que aconsejan un máximo de 11,3-15,9 Kg para mujeres con normopeso. A partir de entonces, surgen dos vertientes de opinión, los autores que adoptan estas recomendaciones y los que las cuestionan (Gramage et al., 2013).

El MSP maneja curvas de monitoreo de ganancia de peso en gestantes (Anexo 2). Una vez establecido el IMC pregestacional, se debe seleccionar según el grupo correspondiente una curva de ganancia de peso. Se procederá a registrar junto al valor 0 "cero" de la curva el peso preconcepcional y en los controles siguientes se calculará el peso ganado aplicando la operación, Ganancia de peso = peso actual – peso preconcepcional o del I trimestre de gestación, con estos datos en la curva seleccionada se determina en el eje horizontal la semana de gestación del control y la ganancia de peso calculada se busca la intersección de las dos variables; se percibe como adecuados los valores que se encuentren dentro del área sombreada (canal adecuado) y por el contrario los valores fuera de la misma son inadecuados (Ministerio de Salud Pública (MSP), 2014a).

Curva de ganancia de peso en la mujer gestante con IMC preconcepcional bajo < 18,5. (Anexo 2, gráfico 1). El área sombreada representa la ganancia adecuada de peso durante la gestación llegando al final del proceso de gestación a un incremento entre 12,5 y 18,0Kg que equivalen a una ganancia promedio de 0,5Kg por semana durante el segundo y tercer trimestre. Los valores por encima y bajo esta área son considerados inadecuados y los segundos acarrean mayor riesgo de parto prematuro, y niños con bajo peso al nacer (Ministerio de Salud Pública (MSP), 2014a).

Curva de ganancia de peso en la mujer gestante con IMC preconcepcional normal 18,5 a 24,9. (Anexo 2, gráfico 2). El área sombreada representa la ganancia adecuada de peso durante la gestación llegando al final de este proceso a un incremento entre 11,5 y 16Kg que equivalen a una ganancia promedio de 0,42 Kg por semana durante el segundo y tercer trimestre. Los valores por encima y bajo esta área son considerados inadecuados (Ministerio de Salud Pública (MSP), 2014a).

Curva de ganancia de peso en la mujer gestante con IMC preconcepcional correspondiente a sobrepeso 25 a 29,9. (Anexo 2, gráfico 3). El área sombreada representa la ganancia adecuada de peso durante la gestación llegando al final de este proceso a un incremento entre

7,0 y 11,5Kg que equivalen en promedio a 0,3 Kg por semana, durante el segundo y tercer trimestre. Los valores por encima acarrean riesgo de hipertensión en el embarazo, diabetes gestacional y macrosomia fetal y mientras que los que están bajo esta área son considerados inadecuados (Ministerio de Salud Pública (MSP), 2014a).

Curva de ganancia de peso en la mujer gestante con IMC preconcepcional correspondiente a obesidad >30. (Anexo 2, gráfico 4). El área sombreada representa la ganancia adecuada de peso durante la gestación llegando al final de este proceso a un incremento entre 5,0 y 9,0Kg que equivalen a una ganancia promedio de 0,2 Kg por semana durante el segundo y tercer trimestre. Los valores por encima acarrean riesgo de hipertensión en el embarazo, diabetes gestacional y macrosomia fetal y mientras que los que están bajo esta área son considerados inadecuados (Ministerio de Salud Pública (MSP), 2014a).

5.2.11.Interpretación de las curvas de incremento de peso.

Resultado	Sospechar
Sobre la curva	Embarazo gemelar Aumento anormal de líquido amniótico Feto grande Sobrepeso materno
Dentro de la curva	Embarazo normal si la curva es ascendente
Bajo la curva	Restricción de crecimiento intrauterino Desnutrición materna
Aumento brusco	Sospechar posible retención del líquido (edema)

Tabla3: Interpretación de las curvas para el control de ganancia de peso durante la gestación.
Fuente: Guía de práctica clínica (Ministerio de Salud Pública (MSP), 2014a) Página 68

5.2.12.Recomendaciones para la ganancia de peso en el embarazo según el MSP. Para determinar la ganancia individual de peso durante el embarazo es necesario partir de la evaluación del IMC preconcepcional o del primer trimestre. Debe comunicarse a la mujer embarazada los rangos de ganancia de peso adecuado, reconociendo que ocurren variaciones individuales (Ministerio de Salud Pública (MSP), 2014a).

Así también a toda mujer que está planificando un embarazo, se debe recomendar mantener un peso saludable, con rangos de IMC entre 18,5 a 24,9 Kg/m^2, con el propósito de prevenir problemas de salud que pueden presentarse durante el embarazo (Ministerio de Salud Pública (MSP), 2014a).

El MSP recomienda además la evaluación y el control de la ganancia de peso por parte de los profesionales de la salud, haciendo uso de las gráficas del MSP (Anexo 2); el progreso debe ser revisado en cada consulta para constatar que el aumento de peso se encuentre dentro de los rangos recomendados. Una mujer que no gana suficiente peso durante el embarazo presenta mayor riesgo de tener un niño/a prematuro o de bajo peso al nacer, por lo que se recomienda evitar dietas que promuevan pérdida de peso en el embarazo (Ministerio de Salud Pública (MSP), 2014a) (Durán, 2014).

Así pues, se han elaborado tablas donde constan las recomendaciones para ganancia de peso por semana durante la gestación según el estado nutricional pregestacional y hasta la doceava semana determinado por IMC (Anexos 4 y 5), mismas que sirven de guía al profesional de la salud para el control de estos parámetros de una forma práctica y sencilla (Ministerio de Salud Pública (MSP), 2014a).

6. Materiales y métodos

6.1.Tipo de estudio. El presente estudio es de tipo descriptivo, transversal con enfoque cuantitativo.

6.2.Unidad de estudio. Centro de Salud N°3 de la ciudad de Loja, ubicado en la parroquia "El Valle" entre Riobamba y Machala, de donde se obtuvieron los datos de gestantes cuyo embarazo fue diagnosticado en el periodo enero - diciembre 2016.

6.3.Universo. 406 mujeres embarazadas que acudieron al Centro de Salud N°3 de Loja durante el año 2016.

6.4.Muestra. 92 mujeres embarazadas que acudieron al Centro de Salud N°3 de Loja, durante el período enero - diciembre 2016.

6.4.1.Criterios de inclusión.

- Mujeres que detectaron su embarazo antes de las doce semanas en el Centro de Salud N°3.

- Gestantes que realizaron sus controles prenatales en el Centro de Salud N°3.

- Gestantes que presentaron embarazo único y con cualquier tipo de paridad.

6.4.2.Criterios de exclusión

- Gestantes en cuyas carpetas no conste el registro de datos en la curva de valoración de Índice Masa Corporal pre gestacional y hasta el primer trimestre, así como el peso al final del tercer trimestre.

- Gestantes que después del primer control no hayan vuelto a consulta.

- Gestantes que posean morbilidades previas a la gestación.

6.5.Técnicas. Se realizó la revisión de historias clínicas de mujeres gestantes cuyo embarazo fue detectado durante el período enero-diciembre 2016 en el Centro de Salud N°3 de la ciudad de Loja.

6.6.Instrumentos. Para el cumplimiento de todos los objetivos se utilizó como instrumento, la hoja de recolección de datos (Anexo1), elaborada por las autoras en base a directrices previamente establecidas.

Hoja de recolección de datos (Anexo 1). En esta constan datos de información general como edad en años, edad gestacional al diagnóstico y número de historia clínica, así como el peso, talla e Índice de Masa Corporal (IMC) iniciales, además del peso y la ganancia ponderal por trimestres.

6.7.Procedimiento. Se realizó la revisión de textos, reportes e investigaciones pertinentes, a partir de los cuales se estableció el vacío de conocimiento. De allí surgió la problemática, se plantearon los objetivos, y se justificó la presente investigación.

Consecutivamente se presentó la documentación respectiva para aprobar su ejecución y una vez obtenida, se realizó el oficio dirigido al Director Distrital 11D01 Loja – Salud, para que autorice el acceso a las historias clínicas correspondientes.

Ya en la recolección de información, se registraron los datos generales antes mencionados y luego parámetros como el peso en kilogramos (Kg) y talla en metros (m), a partir de los cuales se calculó el IMC, y así se estableció el estado nutricional, expresado como bajo peso ($<18,5$Kg/m^2), normal ($18,5 - 24,9$ Kg/m^2), sobrepeso ($25 - 30$ Kg/m^2) y obesidad (>30 Kg/m^2) según lo informa la Organización Mundial de la Salud (OMS) y la Guía de Práctica Clínica del Ministerio de Salud Pública (MSP) del Ecuador (Anexo 3).

Luego se procedió a revisar las hojas con las curvas de registro de ganancia de peso del MSP (Anexo 2), y se registró la ganancia ponderal total en Kg por trimestre de gestación. Para propósitos del presente estudio se consideró tres edades, es así que se valoró la ganancia de peso a las 14, 28 y 39 semanas, este último valor considerado como punto medio del intervalo adecuado para el término de la gesta (37 a 42 semanas) ya que en su mayoría y por distintos factores este proceso termina idealmente en este tiempo.

Los datos obtenidos por las mujeres en este periodo fueron comparados con la ganancia ponderal normal para su respectiva categoría según su IMC pre-gestacional y hasta el primer trimestre, tomando como referencia los intervalos establecidos por las respectivas curvas según la edad gestacional considerando como normal lo siguiente:

IMC (Kg/m^2)	Ganancia de peso recomendada		
	Final del I Trimestre (Kg)	Final del II Trimestre (Kg)	Final del III Trimestre (Kg)
Bajo peso (<18,5)	2,7 a 2,9	8 a 11	12, 1 a 17,4
Normal (18,5 – 24,9)	2 a 2,1	7,1 a 9,6	11,1 a 15,5
Sobrepeso (25 – 29,9)	1,1 a 1,3	4,3 a 6,8	6,76 a 11,15
Obesidad (> 30)	0,7 a 2,3	3,0 a 5,9	4,8 – 8,7

Tabla 4: Ganancia de peso (Kg) recomendada a la semana14, 28 y 39 del embarazo.
Fuente: Guía de práctica Clínica del Ministerio de Salud Pública del Ecuador (Ministerio de Salud Pública (MSP), 2014a) página 67

Por último se procedió a establecer la relación entre el estado nutricional preconcepcional y hasta el primer trimestre valorado anteriormente, con la ganancia de peso al final del III trimestre, que también se encontraba ya establecida.

6.8.Equipo y materiales. Dentro de los equipos utilizados estuvieron la computadora y la impresora. En cuanto a materiales encontramos suministro de escritorio, resmas de papel bond, tinta para impresora, textos con temática pertinente, esferográficos y sobres manila. Así mismo se hizo uso de las instalaciones del Centro de Salud N°3 y de la biblioteca de la Universidad Nacional de Loja (UNL).

6.9.Análisis estadístico Luego de recolectada la información, se procesó y almacenó en el programa Microsoft Excel 2010, posterior a aquello se tabuló y analizó los datos según los objetivos propuestos con la ayuda del programa SPSS statics versión 20.

Es así que para el primer objetivo, se clasificó por estado nutricional a la mujeres, obteniendo las frecuencias y porcentajes respectivos, luego se obtuvo el promedio ($\tilde{X}$) de los valores de IMC inicial, a partir de aquello se calculó la varianza (S^2) y luego la desviación estándar (DE) de este valor en la presente población.

Para el segundo objetivo, se procedió a calcular la ganancia de peso al final del primer, segundo y tercer trimestre, de cada gestante, misma que fue obtenida de la diferencia entre, el peso inicial registrado y el peso reportado a la edad gestacional correspondiente, una vez calculados estos valores se obtuvo la media ($\tilde{X}$) de ganancia de peso por grupo nutricional y por trimestres, de la misma manera la varianza (S^2) y las desviaciones estándar (DE) de cada valor, lo que permitió estimar el aumento de peso por trimestre en las gestantes. Así mismo se obtuvo la frecuencia de cumplimiento de la norma de peso que presentaron las embarazadas siguiendo los criterios del MSP y a partir de aquello se clasificaron en grupos denominados como "normal", "menor a lo recomendado" y "mayor a lo recomendado".

Para el tercer objetivo se utilizaron las frecuencias y porcentajes antes determinados de, IMC pregestacional y hasta la doceava semana, que representó el estado nutricional inicial, y la ganancia de peso que presentaron las gestantes al final del tercer trimestre para así establecer una relación entre ambas variables, a través de la prueba estadística Chi cuadrado (con ayuda de la tabla de 2x2) y obteniendo el valor de "p", lo que nos indicó la significancia estadística de la presente relación, siendo significativa sólo cuando $p < 0,05$.

Al final para los tres objetivos se realizó la representación respectiva de los resultados obtenidos en tablas de frecuencia y porcentajes y se procedió a realizar el correspondiente análisis e interpretación.

7. Resultados

Primer objetivo: Valorar el estado nutricional pregestacional y gestacional hasta la doceava semana que presentan las mujeres atendidas en el Centro de Salud N° 3 de Loja.

El promedio de Índice de Masa Corporal (IMC) encontrado en la presente población durante este período de tiempo fue de 25,28 Kg/m^2 (±4,25DE)

Tabla Nro1

Estado nutricional inicial que presentan las gestantes atendidas en el Centro de Salud N° 3 de Loja. Período enero – diciembre 2016

Índice de masa corporal (IMC) Kg/m^2	f	%
Bajo peso (<18,5)	1	1,1
Normal (18,5 – 24.9)	52	56,5
Sobrepeso (25 - 29, 9)	26	28,3
Obesidad (>30)	13	14,1
Total	**92**	**100**

Fuente: Hoja de recolección de datos
Elaborado por: Cinthya Yazmín Camacas Duarte

Análisis: Se puede evidenciar que más de la mitad de gestantes presenta un estado nutricional inicial normal, sin embargo, el porcentaje restante evidencia algún estado de malnutrición especialmente sobrepeso.

Segundo objetivo: Estimar la ganancia de peso por trimestre en mujeres gestantes atendidas en el centro de Salud N°3 de Loja.

Tabla Nro2

Ganancia de peso al final del I trimestre en gestantes atendidas en el Centro de Salud N°3 de Loja. Período enero - diciembre 2016.

Índice de masa corporal (Kg/m²)	f	$\tilde{X} \pm DE$	Normal		Menos de lo recomendado		Más de lo recomendado	
			f	%	f	%	f	%
<18,5*	1	-0,5 ± 0	0	0	1	1,1	0	0
18,5 – 24,9**	52	0,65 ± 2,06	10	10,9	38	41,3	4	4,3
25 – 29,9***	26	0,31 ± 2,01	1	1,1	20	21,7	5	5,4
> 30****	13	-0,3 ± 3,01	4	4,3	9	9,8	0	0
Total	92		15	16,3	68	73,9	9	9,8

* Bajo peso, ** Normal, *** Sobrepeso, **** Obesidad

Fuente: Hoja de recolección de datos
Elaborado por: Cinthya Yazmín Camacas Duarte

Análisis: Durante el primer trimestre la mayoría de gestantes presentó una ganancia de peso menor a la recomendada. Al referirnos a la estimación de ganancia de peso por grupo nutricional, la media ($\tilde{X}$) de peso para todos los grupos, se encontró alterada con tendencia a ser menor respeto a las recomendaciones establecidas por el Ministerio de Salud Pública del Ecuador (MSP).

Tabla Nro3

Ganancia de peso al final del II trimestre en gestantes atendidas en el Centro de Salud N°3 de Loja. Período enero – diciembre 2016

Índice de masa corporal (Kg/m²)	f	$\widetilde{X} \pm DE$	Normal		Menos de lo recomendado		Más de lo recomendado	
			f	%	f	%	f	%
<18,5*	1	10 ± 0	1	1,1	0	0	0	0
18,5 – 24,9**	52	6,9 ± 2,9	15	16,3	30	32,6	7	7,6
25 – 29,9***	26	5,3 ± 3,13	5	5,4	10	10,9	11	12
> 30****	13	4,6 ± 1,99	6	6,5	2	2,2	5	5,4
Total	**92**		**27**	**29,3**	**42**	**45,7**	**23**	**25**

*Bajo peso, **Normal, ***Sobrepeso, ****Obesidad

Fuente: Hoja de recolección de datos
Elaborado por: Cinthya Yazmín Camacas Duarte

Análisis: La ganancia de peso en el segundo trimestre presenta mejoría en relación al primero, sin embargo, la mayor proporción sigue representando a aquellas gestantes que aumentaron menos peso del recomendado. En relación a la media ($\widecheck{X}$) de peso, este valor se presenta alterado sólo en el grupo de normopeso, en las gestantes con bajo peso, sobrepeso y obesidad se sitúa dentro de los rangos recomendados por el MSP.

Tabla Nro4

Ganancia de peso al final del III trimestre en gestantes atendidas en el centro de Salud N°3 de Loja. Período enero – diciembre 2016

Índice de masa corporal (Kg/m²)	f	$\widetilde{X} \pm DE$	Normal		Menos de lo recomendado		Más de lo recomendado	
			f	%	f	%	f	%
<18,5*	1	15 ± 0	1	1,1	0	0,0	0	0,0
18,5 – 24,9**	52	12,2 ± 3,7	19	20,7	23	25	10	10, 9
25 – 29,9***	26	10,3 ± 3,6	11	12	4	4,3	11	12
> 30****	13	8,4 ± 2,79	4	4,3	1	1,1	8	8,7
Total	92		35	38,0	28	30,4	29	31,5

* Bajo peso, ** Normal, *** Sobrepeso, **** Obesidad

Fuente: Hoja de recolección de datos
Elaborado por: Cinthya Yazmín Camacas Duarte

Análisis: En el tercer trimestre sigue aumentando el porcentaje de mujeres que ganan peso en rangos normales, sin embargo, en términos generales, continua primando la proporción de gestantes con ganancia de peso menor y mayor a la recomendada, así pues al final del proceso más de la mitad de las participantes presenta alteración en la ganancia de peso.

Tercer objetivo: Establecer la relación del estado nutricional y la ganancia de peso de la mujer gestante.

Tabla Nro5

Relación del estado nutricional inicial y la ganancia de peso al final del III trimestre, de gestantes atendidas en el Centro de Salud N°3 de Loja, durante el año 2016

Estado nutricional inicial	Ganancia de peso al final del III trimestre		Total
	Normal	Anormal	
Normal	19	33	52
Alterado	16	24	40
Total	35	57	92

Fuente: Hoja de recolección de datos $chi^2=0,115;$ *valor de p=* 0,735; *IC* 95% (0,370 – 2,016)
Elaborado por: Cinthya Yazmín Camacas Duarte

Análisis: Al relacionar el estado nutricional inicial con la ganancia de peso al final del embarazo no se evidencia diferencia significativa entre el grupo de mujeres con estado nutricional normal y aquellas con estado nutricional alterado ya que el valor de p es > 0,05; lo que indica que el IMC inicial no es predictor de la ganancia ponderal que alcanzará la mujer gestante al término de este proceso.

8. Discusión

Al estudiar la relación entre el estado nutricional (EN) pregestacional y gestacional hasta la doceava semana, con la ganancia de peso (GP) total al final de la gestación, no se encontró significancia estadística para la correspondencia entre ambas variables, es decir, el EN inicial, no determina el aumento de peso que obtendrá la embarazada durante este proceso.

Como se ha mencionado, el Índice de Masa Corporal (IMC) de la mujer en edad fértil, constituye un factor de vital importancia para el desarrollo y resultado del posible embarazo, luego de constatar la realidad local, es bien sabido que la planificación previa, al momento de procrear no es frecuente y por ende el consejo preconcepcional generalmente no es posible, ocasionando gestas de alto riesgo, con todas las complicaciones que ello conlleva (Ministerio de Salud Pública (MSP), 2012).

En el orden de lo mencionado, el presente trabajo pudo constatar que el IMC pregestacional y gestacional hasta la doceava semana promedio para esta población, fue de $25,28Kg/m^2$ ($\pm$ 4,25DE) dato que es similar a lo reportado en Perú, donde corresponde a $25,79Kg/m^2$ ($\pm$ 4,8DE) (Magallanes et al., 2014), pero que se diferencia de los valores obtenidos para países como, África Subsahariana y Asia Centro Meridional y Sudoriental ($30kg/m^2$), Valencia España ($24Kg/m^2\pm$ 5DE) y Paraguay ($24Kg/m^2 \pm$ 4DE) (Mendoza et al., 2010), (Organización Mundial de la Salud (OMS), 2014), (Gramage et al., 2013).

En ese mismo sentido la población de la presente investigación resultó dividida de la siguiente manera, 56,5% presentó un EN preconcepcional y hasta la doceava semana normal, el 28,3% presentó sobrepeso, el 14,1% obesidad y el 1,1% bajo peso, lo que demuestra que más de la mitad de la población estudiada es normal, sin embargo las cifras de obesidad y sobrepeso son elevadas, mientras que el infrapeso es mínimo pero está presente.

La información obtenida se parece a la de estudios realizados a nivel mundial, así tenemos el efectuado en Valencia España, donde también existió predominio del EN normal (53,7%), seguido de sobrepeso (23,3%) y de obesidad (10,4%), sin embargo, existió diferencia en las cifras de bajo peso ya que en el presente estudio resulto mínimo, mientras que en la citada población representó el 12,7%, dato alarmante considerando los esfuerzos actuales de combatir la desnutrición (Gramage et al., 2013).

Por su parte a nivel latinoamericano existen datos que contrastan con los obtenidos en esta investigación, por un mayor porcentaje de mujeres con EN normal, encontramos así que en Paraguay, un estudio realizado con 75 participantes reportó un 68% de gestantes enmarcadas en la normalidad, 18,7% con obesidad y 12% con bajo peso. En Costa Rica, por su parte, se presentó un 64,4% con normopeso, el 16,7% con bajo peso, el 7,8% sobrepeso y el 11,1% obesidad, lo que indica un predominio de la normalidad aunque las cifras de bajo peso son inadecuadas para lo referido por las Encuestas de Demografía y Salud donde se menciona que el porcentaje para esta condición, no debería ser mayor a 2% (Organización de las Naciones Unidas para la Agricultura y la Alimentación (FAO), Organización Panamericana de la Salud (OPS), 2017), (Mendoza et al., 2010).

En el orden de lo ya mencionado, los datos obtenidos para Cartagena Colombia, en cambio reportan una proporción menor de normopesas (42,1%), de igual manera en Perú, se revela solo el 49,3% de gestantes enmarcadas en la normalidad, lo que denota claramente que más de la mitad de mujeres gestantes presenta alteraciones en la nutrición, a diferencia de lo obtenido en la presente investigación (López Sáleme et al., 2012).

Al mencionar la localidad cabe destacar las cifras aportadas por el Sistema de Vigilancia Alimentaria Nutricional (SISVAN) del Ministerio de Salud Pública (MSP) del Ecuador para la provincia de Loja durante el año 2014, mismas que registran un total de 2386 mujeres que acuden a consulta para iniciar el control de su embarazo, obteniéndose datos que son similares a los del presente estudio en cuanto a la normalidad (55,53%), sobrepeso (29,51%) y obesidad (9,89%), pero que contrastan con los reportados para el grupo de bajo peso (5,07%) donde la proporción es más elevada que la obtenida actualmente (Ministerio de Salud Pública (MSP) / Sistema de Vigilancia Alimentaria y Nutricional (SISVAN), 2014b).

Al hablar de la ganancia ponderal durante la gestación, en nuestro estudio se pudo observar que al final del primer trimestre independientemente del EN, fue en su mayoría deficiente, ya que esta condición representó a más de la mitad de la población estudiada (73,9%, n=68).

Al referirse de forma particular a cada grupo, la estimación de GP para el I trimestre en las mujeres de bajo peso fue de -0,5Kg (±0 DE), cuando lo recomendado es de 2,7 a 2,9Kg, para las normopesas correspondió a 0,65Kg (±2,04 DE), cuando lo establecido es de 2 a 2,1Kg, de la misma forma las mujeres con sobrepeso ganaron como media 0,27Kg (± 1,97DE), cuando lo normal es de 1,1 a 1,3Kg y por último siguiendo la tendencia anterior las obesas obtuvieron un promedio de ganancia ponderal de -0,3Kg (± 3,01DE) cuando su cifra ideal es de 0,7 a 2,3Kg. Como es evidente más de la mitad de mujeres en cada grupo nutricional presenta déficit de peso a esta edad gestacional, mismo que podría ser justificado por el malestar propio de la gesta presente en el primer trimestre, representado por el vómito, así también las náuseas que impiden una buena alimentación y tienden a detener la GP e incluso a ocasionar pérdida ponderal.

Los resultados obtenidos para el segundo trimestre denotan como en el primer momento, un déficit en el aumento ponderal, evidenciado en el 45,7% (n=42) del total, sin embargo se puede observar que la proporción de mujeres con valores de GP normal aumentaron, pasando de un 16,3% (n=15) en el I trimestre a 29,3%(n=27) en el segundo, de igual manera el porcentaje de aquellas con ganancia excesiva de peso incrementó desde 9,8% (n=9) hacia un 25% (n=23).

De forma particular este cambio en la proporción se evidenció por la estimación de GP, así pues las mujeres normopesas, obtuvieron una media de 6,9Kg (± 2,9DE) cuando lo ideal es de 7,1 a 9,6Kg, a diferencia de las usuarias con bajo peso que aumentaron en promedio10Kg (± 0DE), cifra dentro de los rangos establecidos (8 a 11 Kg), las de sobrepeso que obtuvieron 5,3Kg (± 3,13DE), peso también adecuado (4,3 a 6,8Kg) y las obesas cuyo aumento de peso fue en promedio de 4,6Kg (± 1,99DE) que de igual manera se sitúa dentro de los rangos recomendados (3 a 5,9Kg).

Como es evidente, las cifras obtenidas en un primer momento de carácter desalentador, van cambiando mientras transcurre la gesta, dejando atrás la falta ponderal y evolucionando a mejores resultados, debido en buena parte a que, el malestar antes experimentado, para este segundo momento ya ha desaparecido en la mayoría de gestantes.

En el orden de las ideas anteriores, por su parte, los datos obtenidos para el final del tercer trimestre, que para propósitos de este estudio se ha considerado como la semana 39 de gestación, arrojaron resultados un tanto desalentadores, ya que se evidencia que menos de la mitad de gestantes, (44,6%, n=41), presenta una ganancia ponderal adecuada, el porcentaje restante que en conjunto corresponde a más de la mitad de la población, presenta un aumento de peso anormal, ya sea por exceso, 27,2% (n=25), o por déficit, 30,4% (n=28).

Los datos aquí obtenidos se asemejan a lo reportado en países latinoamericanos como Costa Rica, donde se informa que el porcentaje de aumento ponderal adecuado a esta edad gestacional, es solo del 41,7%, representando menos de la mitad de la población estudiada y los valores de déficit (35%) y exceso (23,2 %) en conjunto corresponden a más de la mitad de las gestantes; de igual manera esta realidad se refleja en Perú donde el 40,9% presenta una ganancia normal, mientras que más de la mitad (59,1%) presenta una aumento ponderal inadecuado, lo que se traduce en preocupación y denota un signo de alerta por las comorbilidades a las que este tipo de alteraciones conlleva o puede desencadenar (Apaza, 2015), (Magallanes et al., 2014).

Contrario a lo ya mencionado los resultados del presente estudio y lo citado para países latinoamericanos no concuerda con la realidad a nivel mundial, así tenemos lo reportado para Europa, donde solo del 20 a 40% de las mujeres gestantes poseen un aumento ponderal anormal, el resto de la población, correspondiente al 60%, presentan una GP normal; así mismo esta lo encontrado en Carolina del Norte donde la proporción de alteraciones en la GP es muy baja (19,5%) (Muktabhant et al., 2015) y lo citado para Aragón España donde se informa que el 55,1% de la población estudiada obtiene una GP adecuada (Ramon, Abadia, & Gomez, 2017).

Es preciso mencionar también las cifras reportadas por el SISVAN para la provincia de Loja durante el año 2014, donde se registraron 2 248 gestantes a término, de las cuales el 41,68% presentó un aumento ponderal al final de la gesta catalogado como deficiente, el 41,10% obtuvo una GP normal y el 17,22% un aumento de peso excesivo, lo que claramente es similar a lo encontrado en la actualidad, dato a recalcar considerando que aunque esta situación ha sido conocida en años pasados, aún continua ocasionando problema (Ministerio de Salud Pública (MSP) / Sistema de Vigilancia Alimentaria y Nutricional (SISVAN), 2014a).

Continuando las ideas anteriores y de forma específica en cada grupo nutricional, las mujeres que iniciaron con bajo peso, al final del III trimestre, ganaron un promedio de 15Kg (± 0DE) rango dentro de los límites establecidos por el MSP (12,5 a 18 Kg), así mismo los demás grupos se encontraron dentro de los rangos establecidos, las normopesas aumentaron 12,2Kg (± 3,6DE) y lo ideal corresponde de 11,5 a 16Kg, las de sobrepeso 10,3Kg (± 3,6DE) cuando lo normal es de 7 a 11,5Kg y las obesas que ganaron un estimado de 8,4Kg (± 2,7DE) cuando lo óptimo es de 5 a 9Kg.

Por último y en el orden de desarrollo del presente trabajo, al evaluar la posible relación entre el EN inicial y la ganancia ponderal final se ha constatado que no existe significancia estadística (p > 0,05) para la relación propuesta, es decir, las gestantes del presente estudio, ganaron peso independientemente de su IMC inicial. Esta situación contrasta con algunos estudios realizados a nivel mundial donde se expone una relación entre ambas variables, citando que las mujeres con sobrepeso y obesidad tienden a ganar peso en exceso, mientras que aquellas con bajo peso casi siempre presentan una ganancia ponderal insuficiente (Ortiz Andrellucchi et al., 2014).

Así mismo un estudio realizado en España sobre una muestra de 301 mujeres pudo constatar que el IMC es un factor predictor de la GP gestacional, estableciendo por su parte que las mujeres con sobrepeso u obesidad ganarán menos peso durante la gestación (p<0,01) y aquellas con bajo peso lo harán en exceso (Ramon et al., 2017), esta asociación es citada también en otro estudio llevado a cabo en Canadá donde se estableció que el IMC previo al embarazo es un predictor significativo del aumento de peso excesivo durante la gesta, datos que de igual manera van en contra de lo obtenido en la presente investigación (Begum, Colman, McCargar, & Bell, 2012).

Así también, existen investigaciones como la realizada en Suecia, donde al igual que en el presente estudio, se descarta esta relación, ya que, del total de participantes, solo el 20% de las embarazadas con obesidad y el 30% de las mujeres con sobrepeso ganaron peso de forma inadecuada, el resto se enmarcó en la normalidad, de la misma forma se concluye en este misma investigación que el inicio del embarazo con un EN normal no es circunstancia para terminar la gesta en las mismas condiciones, ya que al contrario de lo que se esperaba el 30% de participantes con IMC adecuado ganaron más de lo que debían, lo que claramente descarta una predisposición obligada a fracasar o tener éxito, según el EN inicial (Muktabhant et al., 2015).

En orden de lo mencionado una revisión retrospectiva realizada en Estados Unidos, que analizó el aumento del peso gestacional y el riesgo de resultados adversos del embarazo mostró también la falta de asociación entre ambas variables ya que se constató que el 3,6% del total de mujeres con obesidad, no sólo no ganó el peso que le correspondía sino que se presentó con pérdida ponderal, así también ocurrió para las de EN normal y con sobrepeso en quienes se reportó aumento ponderal inadecuado con tendencia al déficit (0,08% y el 0,2% respectivamente) (Furber et al., 2013).

Como puede observarse, el EN inicial de la mujer gestante no influye sobre la ganancia ponderal que la misma terminará obteniendo, por ende el aumento de peso anormal durante este proceso, no constituye una situación inmutable, si no que al contrario puede ser modificada, es allí donde la excelencia de los servicios de salud y una buena atención primaria deben salir a flote, otorgando a la mujer en edad reproductiva y a aquella con una gesta establecida en etapas tempranas, pautas y la educación adecuada con respecto al mantenimiento del proceso fisiológico que constituye el embarazo, dejando claro que el mismo no debe convertirse en una excusa, ni para la indulgencia alimentaria incontrolada, ni para el control excesivo por miedo a perder la figura, sólo así se podrá cambiar el porcentaje de patologías como sobrepeso, obesidad y desnutrición, tanto de la madre como del producto, así como complicaciones que obliguen a realizar procedimientos que de otra forma no se llevarían a cabo, como cesáreas por fetos macrosómicos o que aumentan el riesgo de comorbilidades como diabetes gestacional.

En ese sentido es también importante entender el valor que tienen los controles prenatales, sobre este grupo vulnerable, mismos que deberían contar con el tiempo y espacios necesarios, caracterizados más que por cantidad, por calidad, y que orienten a la madre a desarrollar una gesta de bajo riesgo y a concientizar en ella y en su familia los buenos hábitos de nutrición, lo que contribuirá a disminuir en parte los problemas en este ámbito que en la actualidad se encuentran en auge (Coronel et al., 2013).

Para terminar, es importante tomar en cuenta, que queda aún mucho por determinar, ya que como se logró demostrar con la realización de este estudio, en esta población la GP inadecuada se presenta en más de la mitad de gestantes, ya sea por exceso o por déficit, esto nos lleva a dejar como interrogante las causas que podrían estar influyendo o determinando las alteraciones en la nutrición de la mujer gestante, como el número y duración de los controles prenatales, escolaridad de la madre, lugar de residencia, factor socioeconómico o creencias culturales. Pues solo así, localizando el origen del problema es que se podrá prevenir, solucionar o al menos disminuir el mismo en el futuro.

9. Conclusiones

Más de la mitad de las gestantes presentó un estado nutricional inicial enmarcado en la normalidad, sin embargo, el resto de embarazadas que también representaron un porcentaje considerable se encontraron malnutridas con alteraciones tipo obesidad, sobrepeso y lo que es aún más preocupante bajo peso.

Independientemente del estado nutricional inicial, la ganancia de peso al final del I trimestre fue menor a la recomendada en más de la mitad de gestantes; al finalizar el II trimestre la tendencia hacia la normalidad mejoró, sin embargo la proporción de embarazadas con aumento de peso menor al recomendado continuó representando a la mayoría; por último, al final del III trimestre, el porcentaje de gestantes con incremento ponderal adecuado aumentó, pese a ello, las alteraciones primaron, denotando que más de la mitad de embarazadas no cumplió con la norma de ganancia de peso establecida por el Ministerio de Salud Pública (MSP) al finalizar la gesta.

La asociación del estado nutricional pregestacional y gestacional hasta la doceava semana y la ganancia de peso al final de la gestación, no presentó significancia estadística, es decir, el estado nutricional inicial no es predictor del peso que aumentará la mujer embarazada al final de este proceso.

10. Recomendaciones

Concienciar al personal de salud de atención primaria a la prevención, promoción y provisión de salud a través de una mejor educación a la mujer en edad reproductiva sobre nutrición y las comorbilidades que puede desencadenar las alteraciones de la misma.

Fomentar en el personal de salud la importancia del control prenatal, sobre todo en el ámbito nutricional de la gestante, para que asi se realice una vigilancia integral de este proceso con el cumplimiento de los protocolos establecidos por el MSP, de manera que la embarazada logre una ganancia de peso enmarcada en los límites recomendados y asi se prevenga posibles complicaciones.

Incentivar al personal de salud a la realización de una buena historia clínica tanto a la mujer en edad reproductiva como a la gestante, que permita identificar los diferentes factores de riesgo y de esa manera evitar complicaciones maternas y fetales, asociadas a la malnutrición y al aumento de peso inadecuado, en el futuro.

11. Referencias bibliográficas

Apaza, A. (2015). Ganancia ponderal y anemia en gestantes adolescentes, y estado nutricional del recién nacido 2014. *Revista Peruna de Obstetricia Y Enfermeria*, *11*(1), 7.

Begum, F., Colman, I., McCargar, L. J., & Bell, R. C. (2012). Gestational Weight Gain and Early Postpartum Weight Retention in a Prospective Cohort of Alberta Women. *Journal of Obstetrics and Gynaecology Canada*, *34*(7), 637–647. http://doi.org/10.1016/S1701-2163(16)35316-6

Chávez, N., Smeke, J., Rodríguez, J., Bermúdez, a, & Restrepo, P. (2011). Estado nutricional en el embarazo y su relación con el peso del recién nacido. *Revista Anales Medicos*, *56*(3), 126 –132.

Cifuente, R., Ariméndiz, J., Ácuña, J., Agudelo, A., Yesid, N., & Ávila, J. (2009). *Ginecología y obstetricia: basadas en las nuevas evidencias*. (R. Cifuente, Ed.) (Segunda). Bogotá - Colombia: Libreria Médica. Retrieved from http://books.google.com.ni/books?id=gd8_ywAACAAJ

Coronel, E., Nazca, S., & Morocho, C. (2013). Nutrición de la mujer embarazada y en período de lactancia. *MIES, Acción Nutrición, PANI*, 10–11. Retrieved from http://www.inclusion.gob.ec/wp-content/uploads/downloads/2013/11/GUIA-1-MADRE-EMBARAZADA-Y-LACTANCIA.pdf

Cossio, M. L., Giesen, L., Araya, G., Pérez, M. L., Vergara, R. L., Manca, M., & Modelado, E. (2012). *Obstetricia de Williams*. *Mc Graw Hill* (Vol. XXXIII). http://doi.org/10.1007/s13398-014-0173-7.2

Cruz, C., Sánchez, L., & López, M. (2012). Nutrición y embarazo: algunos aspectos generales para su manejo en la atención primaria de salud. *Revista Habanera de Ciencias Médicas*, *11*(1), 168–175.

Darnton Hill, I. (2014). Asesoramiento sobre nutrición durante el embarazo. *OMS, 10*. Retrieved from http://www.who.int/elena/bbc/nutrition_counselling_pregnancy/es/

Durán, A. J. A. (2014). Ganancia ponderal y anemia en gestantes adolescentes, y estado nutricional del recién nacido 2014. *Revista Peruna de Obstetricia Y Enfermeria*, (1).

Fernández, L., Soriano del Castillo, J. M., & Blesa Jarque, J. (2016). La nutrición en el periodo preconcepcional y los resultados del embarazo: revisión bibliográfica y propuesta de intervención del Dietista Nutricionista. *Revista Española de Nutrición Humana Y Dietética*, *20*(1), 48. http://doi.org/10.14306/renhyd.20.1.143

Freire, W., Ramírez, M., Belmont, P., Mendieta, M., Silva, M., & Romero, N. (2013). *ENSANUT 2011-2013. Resumen Ejecutivo* (Vol. 1). http://doi.org/042816

Furber, C. M., McGowan, L., Bower, P., Kontopantelis, E., Quenby, S., & Lavender, T. (2013). Antenatal interventions for reducing weight in obese women for improving pregnancy outcome. *Cochrane Database of Systematic Reviews*, (1). http://doi.org/10.1002/14651858.CD009334.pub2

Gamboa Montejano, C., & Valdés Robledo, S. (2013). El embarazo entre adolescentes. *Salud Reproductiva En Las Américas. Washington, DC: ...*, 142. Retrieved from http://scholar.google.com/scholar?hl=en&btnG=Search&q=intitle:El+embarazo+en+a dolescentes#9\nhttp://scholar.google.com/scholar?hl=en&btnG=Search&q=intitle:El+ embarazo+entre+adolescentes#7

Gramage, L., María, B., Asins, A., Álvarez, S., & Aguirre, A. (2013). Ganancia de peso para un parto sin complicaciones: límite de aumento ponderal según el índice de masa corporal previo. *Matronas Profesión*, *14*(1), 10–16.

López Sáleme, R., Díaz Montes, C. E., Bravo Aljuriz, L., Londoño Hio, N. P., Salguedo Pájaro, M. D. C., Camargo Marín, C. C., & Osorio Espitia, E. (2012). Seguridad alimentaria y estado nutricional de las mujeres embarazadas en Cartagena, Colombia. *Rev. Salud Pública*, *14*(2), 200–212. http://doi.org/10.1590/S0124-00642012000200002

Magallanes, M., Barazorda, M., Quispe, J., Robles, R., & Apaza, A. (2014). Características nutricionales en gestantes del Hospital Nacional Hipólito Unanue , El Agustino 2014. *Revista Peruna de Obstetricia Y Enfermeria*, (1), 10.

Mendoza, L., Pérez, B., & Sánches, S. (2010). Estado nutricional de embarazadas en el último mes de gestación y su asociación con las medidas antropométricas de sus recién nacidos. *Revista Pediatria Asunción*, *37*(2), 91–6.

Ministerio de Salud de la Nación. (2013). Nutrición y Embarazo. *Ministerio de Salud de La Nación*, *1*(1), 1–18. Retrieved from http://www.msal.gov.ar/images/stories/bes/graficos/0000000315cnt-a11-nutricion-y-embarazo.pdf

Ministerio de Salud Pública (MSP). (2012). Síntesis de las normas para la prevención de la malnutrición Ecuador 2012. *Coordinación Nacional de Nutrición*, 122. Retrieved from http://instituciones.msp.gob.ec/images/Documentos/nutricion/Sintesis_Normas.pdf

Ministerio de Salud Pública (MSP). (2014a). Alimentación y nutrición de la mujer gestante y de la madre en período de lactancia. *Guía de Práctica Clinica (GPC)*, *1*, 1–80.

Ministerio de Salud Pública (MSP). (2014b). Nutrición de la Mujer Gestante y de la Madre en Período de Lactancia. *Guía de Práctica Clinica(GPC)*, *1*, 1–80.

Ministerio de Salud Pública (MSP). (2016). *Control Prenatal. Guía de Práctica Clínica*. Retrieved from http://instituciones.msp.gob.ec/images/Documentos/Guia Control Prenatal.pdf

Ministerio de Salud Pública (MSP) / Sistema de Vigilancia Alimentaria y Nutricional (SISVAN). (2014a). *EVALUACION DEL ÍNDICE DE DIAGNOSTICO PRECONCEPCIONAL 2014*.

Ministerio de Salud Pública (MSP) / Sistema de Vigilancia Alimentaria y Nutricional (SISVAN). (2014b). EVALUACIÓN DEL INDICE DE GANACIA DE PESO EN EMBARAZADAS. Retrieved from http://www.salud.gob.ec/unidad-de-nutricion/

Minjarez Corral, M., Rincón Gómez, I., Morales Chomina, Y., Espinosa Velasco, M., Zárate, A., & Hernández Valencia, M. (2014). Ganancia de peso gestacional como factor de riesgo para desarrollar complicaciones obstétricas. *Perinatol Reprod Hum*, *28*(3), 159–166.

Muktabhant, B., Ta, L., Lumbiganon, P., & Laopaiboon, M. (2015). Diet or exercise, or both, for preventing excessive weight gain in pregnancy. *Cochrane Database of Systematic Reviews*, (6), CD007145. http://doi.org/10.1002/14651858.CD007145.pub3.www.cochranelibrary.com

Organización de las Naciones Unidas para la Agricultura y la Alimentación (FAO), Organización Panamericana de la Salud (OPS), O. M. de S. (OMS). (2017). *Panorama de la seguridad alimmentaria y nutricional*.

Organización Mundial de la Salud (OMS). (2014). Plan de aplicación integral sobre nutrición materna, del lactante y del niño pequeño. *Organización Mundial de La Salud*, (WHO/NMH/NHD/14.1), 1–30. http://doi.org/10.1007/s13398-014-0173-7.2

Organización Mundial de la Salud (OMS). (2015). Nutrición. Retrieved June 25, 2017, from http://www.who.int/topics/nutrition/es/

Ortiz Andrellucchi, A., Sánchez Villegas, A., Ramírez García, O., Serra Majem, L., Jiménez Acosta, S., Rodríguez Suárez, A., … Pacheco, J. (2014). Situación nutricional de la gestante y su recién nacido en Cali. *An Fac Med.*, *23*(3), 201. http://doi.org/10.1186/1471-2393-14-201

Ramon, E., Abadia, B. M., & Gomez, S. M. (2017). Ganancia de peso gestacional y retención de peso posparto en una cohorte de mujeres en aragón (España). *Nutricion Hospitalaria*, *34*(5), 1138–1145. http://doi.org/10.20960/nh.749

Soliz, E. (2013). Ecuador, segundo país en América Latina en embarazo adolescente. *Diario El Universo*, p. 1. Retrieved from http://www.eluniverso.com/2012/02/24/1/1384/mas-17-jovenes-ecuador-son-madres-solo-venezuela-lo-supera-america-latina.html

Tarqui Mamani, C., Álvarez Dongo, D., & Gómez Guizado, G. (2014). Estado nutricional y ganancia de peso en gestantes peruanas, 2009-2010. *An Fac Med.*, *75*(2), 99–105. http://doi.org/10.15381/anales.v75i2.8381

Tieu, J., Bain, E., Middleton, P., & Crowther, C. . (2013). Dietary advice in pregnancy for preventing gestational diabetes mellitus (review). *Journal of Paediatrics and Child Health*, *49*(2), 118–119. http://doi.org/10.1002/14651858.CD006674.pub2.www.cochranelibrary.com

Vera, D. (2010). *Resultados del censo de población y vivienda en el Ecuador 2010. INEC*. Retrieved from www.inec.gob.ec

12. Anexos

Anexo 1

INSTRUMENTO DE RECOLECCIÓN DE DATOS DIRIGIDO A MUJERES EMBARAZADAS QUE ACUDEN AL CENTRO DE SALUD N° 3 LOJA PERIODO ENERO – DICIEMBRE 2016

1 Edad de la Gestante:_________________

2 Edad Gestacional a la detección de embarazo:_________________

3 Número de Historia Clínica:_________________

4 Peso inicial______

5 Talla______

6 Índice de Masa Corporal pre gestacional y hasta el primer trimestre. IMC ______

    a. Menor a18, 5(   )

    b.18, 5 – 24, 9 (   )

    c. 25 – 29, 9   (   )

    d. Mayor a 30 (   )

7 Ganancia de peso al final del primer trimestre (14 semanas). Peso________

Menor a18, 5		18, 5 – 24, 9		25 – 29, 9		Mayor a 30	
2,7 a 2,9		2 a 2,1		1,1 a 1,3		0,7 a 2,3	
<2,7		< 2		< 1,1		< 0,7	
>2,9		>2.1		>1,3		>2,3	

8 Ganancia de peso al final del segundo trimestre (28 semanas). Peso______

Menor a18, 5		18, 5 – 24, 9		25 – 29, 9		Mayor a 30	
8 a 11		7,1 a 9,6		4,3 a 6,8		3,0 a 5,9	
<8		<7,1		<4,3		<3,0	
>11		>9,6		>6,8		>5,9	

9 Ganancia de peso al final de la gestación (40 semanas). Peso______

Menor a18, 5		18, 5 – 24, 9		25 – 29, 9		Mayor a 30	
12, 5 a 18 Kg		11,5 a 16Kg		6,76 a 11,15 Kg		4,8 – 8,7 Kg	
< 12,5 Kg		< 11,5Kg		< 6,76Kg		< 4,8Kg	
>18 Kg		>16Kg		>11,15Kg		> 8,7Kg	

Anexo 2:

CURVAS DE GANACIA DE PESO DEL MINISTERIO DE SALUD PÚBLICA ECUADOR

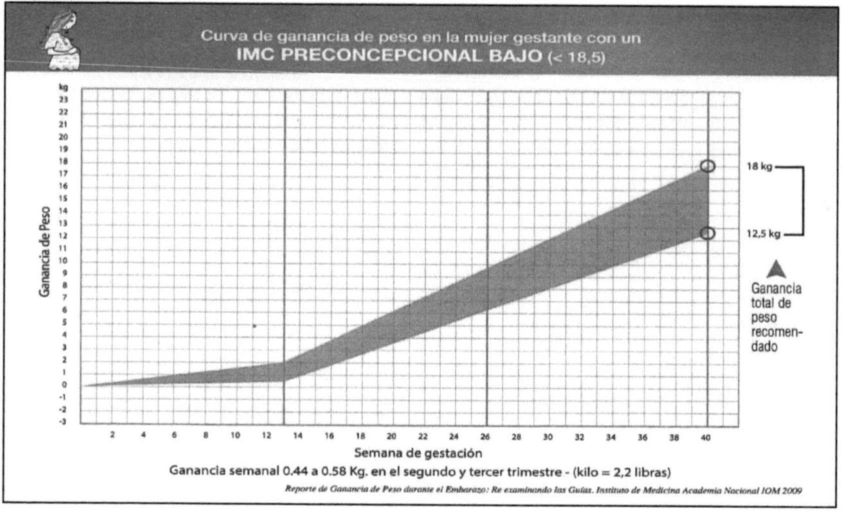

Gráfico 1: Curva de ganancia de peso en la mujer gestante con IMC preconcepcional bajo <18,5. **Fuente:** Guía de práctica clínica: Alimentación y nutrición de la mujer gestante y de la madre en período de lactancia (Ministerio de Salud Pública (MSP), 2014a). Página 61

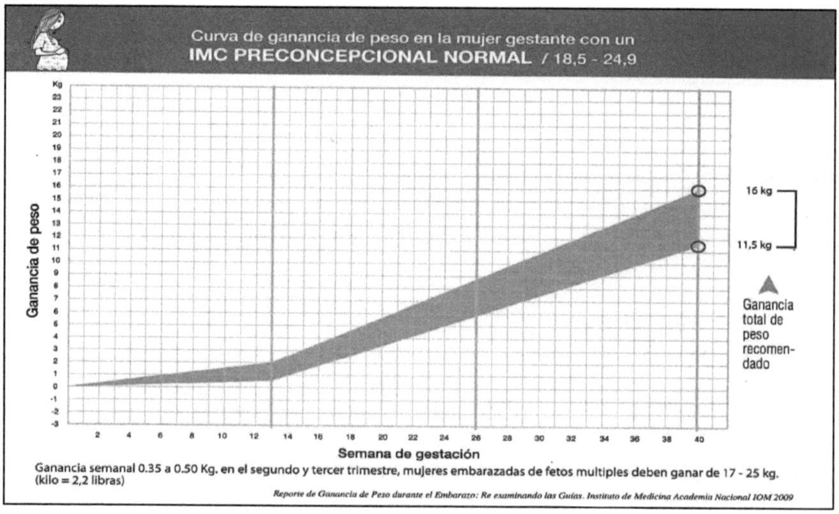

Gráfico 2: Curva de ganancia de peso en la mujer gestante con IMC preconcepcional normal 18,5 a 24,9. **Fuente:** Guía de práctica clínica: Alimentación y nutrición de la mujer gestante y de la madre en período de lactancia (Ministerio de Salud Pública (MSP), 2014a). Página 62.

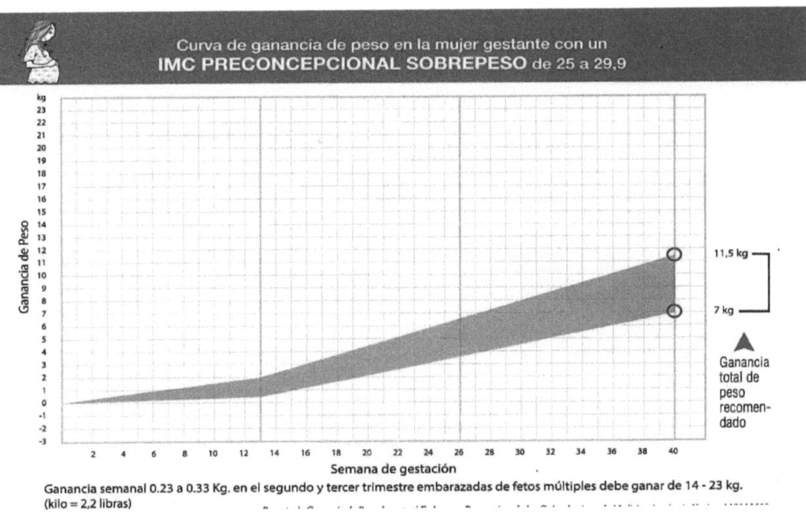

Gráfico 3: Curva de ganancia de peso en la mujer gestante con IMC preconcepcional sobrepeso 25 a 29,9. **Fuente:** Guía de práctica clínica: Alimentación y nutrición de la mujer gestante y de la madre en período de lactancia (Ministerio de Salud Pública (MSP), 2014a). Página 62

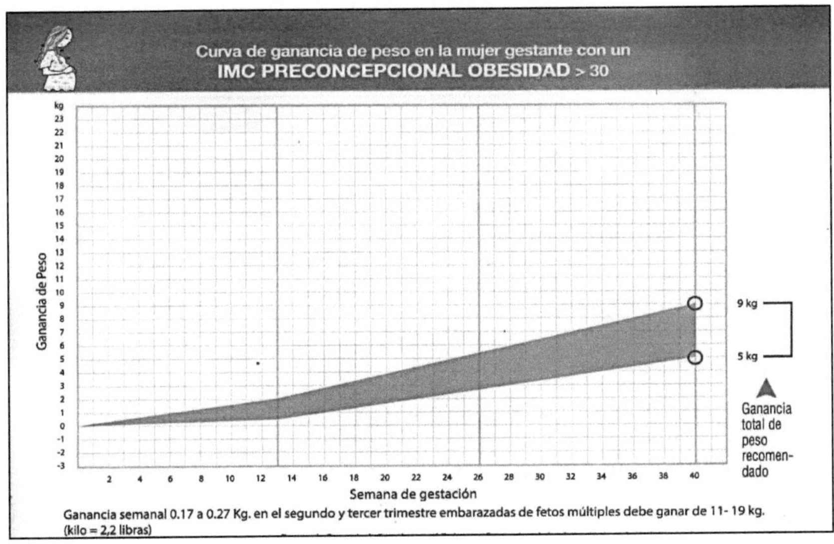

Gráfico 4: Curva de ganancia de peso en la mujer gestante con IMC preconcepcional obesidad >30. **Fuente:** Guía de práctica clínica: Alimentación y nutrición de la mujer gestante y de la madre en período de lactancia (Ministerio de Salud Pública (MSP), 2014a). Página 62

Anexo 3:
CURVA PARA VALORACIÓN DEL ÍNDICE DE MASA CORPORAL PREGESTACIONAL HASTA EL PRIMER TRIMESTRE

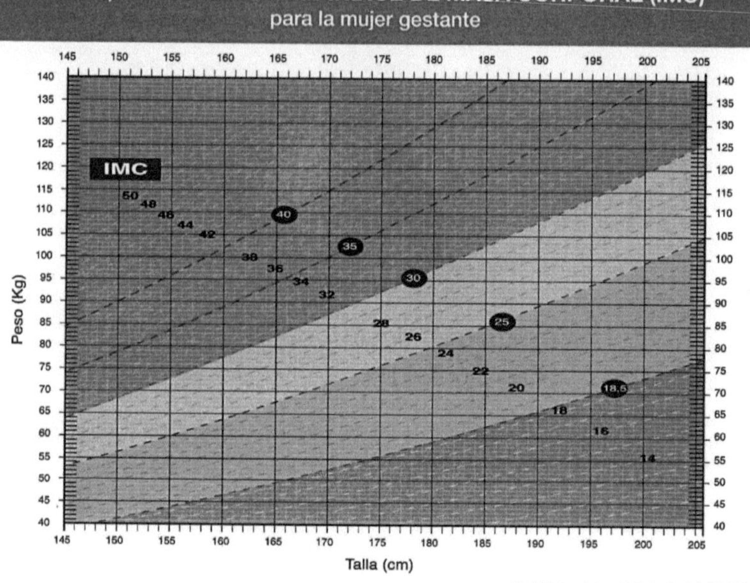

Gráfico 5: Curva para valoración del Índice de Masa Corporal pregestacional hasta el primer trimestre.
Fuente: Guía de práctica clínica: Alimentación y nutrición de la mujer gestante y de la madre en período de lactancia. (Ministerio de Salud Pública (MSP), 2014a). Página 61

Anexo 4

GANANCIA DE PESO SEMANAL SEGÚN ÍNDICE DE MASA CORPORAL

Semana gestación	Bajo Peso			Normal			Sobrepeso			Obesidad		
	Mín.	Prom.	Máx.	Mín.	Prom.	Máx.	Mín.	Prom.	Máx.	Mín.	Prom.	Máx.
1	0,0	0,1	0,2	0,0	0,1	0,2	0,04	0,10	0,15	0,0	0,1	0,2
2	0,1	0,2	0,3	0,1	0,2	0,3	0,08	0,19	0,31	0,1	0,2	0,3
3	0,1	0,3	0,5	0,1	0,3	0,5	0,12	0,29	0,46	0,1	0,3	0,5
4	0,2	0,4	0,6	0,2	0,4	0,6	0,15	0,38	0,62	0,2	0,4	0,6
5	0,2	0,5	0,8	0,2	0,5	0,8	0,19	0,48	0,77	0,2	0,5	0,8
6	0,2	0,6	0,9	0,2	0,6	0,9	0,23	0,59	0,92	0,2	0,6	0,9
7	0,3	0,7	1,1	0,3	0,7	1,1	0,27	0,67	1,08	0,3	0,7	1,1
8	0,3	0,8	1,2	0,3	0,8	1,2	0,31	0,77	1,23	0,3	0,8	1,2
9	0,3	0,9	1,4	0,4	0,9	1,4	0,35	0,87	1,38	0,3	0,9	1,4
10	0,4	1,0	1,5	0,4	1,0	1,5	0,38	0,96	1,54	0,4	1,0	1,5
11	0,4	1,1	1,7	0,5	1,1	1,7	0,42	1,06	1,69	0,4	1,1	1,7
12	0,5	1,2	1,8	0,5	1,2	1,8	0,46	1,15	1,85	0,5	1,2	1,8
13	0,5	1,2	2,0	0,9	1,2	2,0	0,50	1,25	2,00	0,5	1,2	2,0
14	0,9	1,8	2,6	1,3	1,7	2,5	0,74	1,55	2,35	0,7	1,5	2,3
15	1,4	2,3	3,2	1,7	2,2	3,0	0,98	1,84	2,70	0,8	1,7	2,5
16	1,8	2,8	3,8	2,1	2,6	3,6	1,22	2,14	3,06	1,0	1,9	2,8
17	2,3	3,3	4,4	2,5	3,1	4,1	1,46	2,44	3,41	1,2	2,1	3,0
18	2,7	3,8	5,0	3,0	3,6	4,6	1,70	2,73	3,76	1,3	2,3	3,3
19	3,2	4,4	5,6	3,4	4,0	5,1	1,94	3,03	4,11	1,5	2,5	3,6
20	3,6	4,9	6,1	3,8	4,5	5,6	2,19	3,32	4,46	1,7	2,7	3,8
21	4,1	5,4	6,7	4,2	5,0	6,1	2,43	3,62	4,81	1,8	3,0	4,1
22	4,5	5,9	7,3	4,6	5,4	6,7	2,67	3,92	5,17	2,0	3,2	4,3
23	4,9	6,4	7,9	5,0	5,9	7,2	2,91	4,21	5,52	2,2	3,4	4,6
24	5,4	7,0	8,5	5,4	6,3	7,7	3,15	4,51	5,87	2,3	3,6	4,9
25	5,8	7,5	9,1	5,8	6,8	8,2	3,39	4,81	6,22	2,5	3,8	5,1
26	6,3	8,0	9,7	6,2	7,3	8,7	3,63	5,10	6,57	2,7	4,0	5,4
27	6,7	8,5	10,3	6,6	7,7	9,3	3,87	5,40	6,93	2,8	4,2	5,6
28	7,2	9,0	10,9	7,0	8,2	9,8	4,11	5,69	7,28	3,0	4,4	5,9
29	7,6	9,5	11,5	7,4	8,7	10,3	4,35	5,99	7,63	3,2	4,7	6,1
30	8,1	10,1	12,1	7,8	9,1	10,8	4,59	6,29	7,98	3,3	4,9	6,4
31	8,5	10,6	12,7	7,8	9,6	11,3	4,83	6,58	8,33	3,5	5,1	6,7
32	8,9	11,1	13,3	8,2	10,0	11,9	5,07	6,88	8,69	3,7	5,3	6,9
33	9,4	11,6	13,9	8,7	10,5	12,4	5,31	7,18	9,04	3,8	5,5	7,2
34	9,8	12,1	14,4	9,1	11,0	12,9	5,56	7,47	9,39	4,0	5,7	7,4
35	10,3	12,7	15,0	9,5	11,4	13,4	5,80	7,77	9,74	4,2	5,9	7,7
36	10,7	13,2	15,6	9,9	11,9	13,9	6,04	8,06	10,09	4,3	6,1	8,0
37	11,2	13,7	16,2	10,3	12,4	14,4	6,28	8,36	10,44	4,5	6,4	8,2
38	11,6	14,2	16,8	10,7	12,8	15,0	6,52	8,66	10,80	4,7	6,6	8,5
39	12,1	14,7	17,4	11,1	13,3	15,5	6,76	8,95	11,15	4,8	6,8	8,7
40	12,5	15,2	18,0	11,5	13,8	16,0	7,00	9,25	11,50	5,0	7,0	9,0

Cuadro 1: Ganancia de peso semanal según índice de masa corporal.
Fuente: Tabla adaptada del Instituto Nacional de Medicina / Guía de práctica clínica (Ministerio de Salud Pública (MSP), 2014a) Páginas 67-68

Anexo 5

DETERMINACIÓN DE PESO PRECONCEPCIONAL ESTIMADO EN LA MUJER GESTANTE

Sem Gest	Bajo Peso IMC < 18,5 Ganancia de peso Kg Adecuada			Normal IMC 18,5 a <25 Ganancia de peso Kg Adecuada			Sobrepeso IMC 25 a <30 Ganancia de peso Kg Adecuada			Embarazo múltiple Ganancia de peso Kg Mellizos y trillizos		
	Mín.	Med.	Máx.	Mín.	Med.	Máx.	Mín.	Med.	Máx.	Mín.	Med.	Máx.
1		0,2			0,1			0,1			0,1	
2		0,4			0,2			0,1			0,2	
3		0,5			0,4			0,2			0,4	
4		0,7			0,5			0,3			0,5	
5		0,9			0,6			0,3			0,6	
6		1,1			0,7			0,4			0,7	
7		1,2			0,9			0,5			0,9	
8		1,4			1			0,6			1	
9		1,6			1,1			0,6			1,1	
10		1,8			1,2			0,7			1,2	
11		1,9			1,4			0,8			1,4	
12		2,1			1,5			0,8			1,5	
13		2,3			1,6			0,9			1,6	
14	2,7	2,8	2,9	2	2,1	2,1	1,1	1,2	1,3	2,1	2,3	2,4
15	3,1	3,3	3,5	2,3	2,3	2,7	1.4	1,5	1,7	2,7	3	3,2
16	3,4	3,8	4	2,7	3	3,2	1,6	1,8	2,1	3,2	3,7	3,9
17	3,8	4,2	4,6	3,1	3,4	3,7	1,8	2,1	2,5	3,7	4,4	4,7
18	4,2	4,7	5,2	3,4	3,9	4,3	2	2,5	2,9	4,3	5,1	5.5
19	4,6	5,2	5,8	3,8	4,3	4,8	2,3	2,8	3,3	4,8	5,8	6,3
20	4,9	5,7	6,4	4,2	4,8	5,3	2,5	3,1	3,6	5,3	6,5	7,1
21	5,3	6,2	7	4,5	5,2	5,9	2,7	3,4	4	5,9	7,2	7,9
22	5,7	6,6	7,5	4,9	5,7	6,4	2,9	3,7	4,4	6,4	7,9	8,6
23	6,1	7,1	8,1	5,3	6,1	6,9	3,2	4	4,8	6,9	8,6	9,4
24	6,5	7,6	8,7	5,6	6,6	7,5	3,4	4,3	5,2	7,5	9,3	10,2
25	6,8	8,1	9,3	6	7	8	3,6	4,6	5,6	8	10	11
26	7,2	8,5	9,9	6,4	7,5	8,5	3,8	4,9	6	8,5	10,7	11,8
27	7,6	9	10,4	6,7	7,9	9,1	4,1	5,2	6,4	9,1	11,4	12,5
28	8	9,5	11	7,1	8,4	9,6	4,3	5,5	6,8	9,6	12,1	13,3
29	8,3	10	11,6	7,5	8,8	10,1	4,5	5,9	7,2	10,1	12,8	14,1
30	8,7	10,5	12,2	7,8	9,3	10,7	4,7	6,2	7,6	10,7	13,5	14,9
31	9,1	10,9	12,8	8,2	9,7	11,2	5	6,5	8	11,2	14,2	15,7
32	9,5	11,4	13,3	8,6	10,2	11,7	5,2	6,8	8,4	11,7	14,9	16,4
33	9,9	11,9	13,9	8,9	10,6	12,3	5,4	7,1	8,8	12,3	15,6	17,2
34	10,2	12,4	14,5	9,3	11,1	12,8	5,6	7,4	9,1	12,8	16,3	18
35	10,6	12,9	15,1	9,7	11,5	13,3	5,9	7,7	9,5	13,3	17	18,8
36	11	13,3	15,7	10	12	13,9	6,1	8	9,9	13,9	17.7	19,6
37	11,4	13,8	16,3	10,4	12,4	14,4	6,3	8,3	10,3	14,4	18,4	20,4
38	11,7	14,3	16,8	10,8	12,9	14,9	6,5	8,6	10,7	14,9	19,1	21,1
39	12,1	14,8	13,9	11,1	13,3	15,5	6,8	8,9	11,1	15,5	19,8	21,9
40	12,5	15,3	18,0	11,5	13,7	16,0	7,00	9,3	11,50	16,0	20,5	22,7

Cuadro 2: Determinación de peso preconcepcional estimado en la mujer gestante.
Fuente: Tabla adaptada del Instituto Nacional de Medicina (2009) / Instructivo para manejo de historia clínica de la curva de ganancia de peso de la mujer gestante, página 14.

Número de gestante	Número de Historia clínica	Edad (años)	Edad gestacional de la detección de embarazo (semanas)	Peso inicial (Kg)	Talla (m)	Índice de Masa Corporal pre gestacional y hasta la 12va semana (Kg/m^2)	IMC letras	Peso a la semana 14 (Kg)	Ganancia de peso en el I trimestre (Kg)	Peso a las semana 28 (Kg)	Ganancia de peso en el II trimestre (Kg)	Peso a la semana 39 (Kg)	Ganancia de peso al final del III trimestre (Kg)
1	140	23	8	56,9	1,5	25,3	Sobrepeso	58,1	1,2	64,5	7,6	67,3	10,4
2	2427	29	5,6	64	1,53	27,3	Sobrepeso	63	-1	71	7	78	14
3	2428	24	6,4	48	1,51	21,1	Normal	49	1	60	12	69	21
4	2641	14	12	50	1,47	23,1	Normal	50	0	57	7	68	18
5	3350	26	10,1	91,5	1,56	37,6	Obesidad	92	0,5	96	4,5	97,4	5,9
6	4087	22	7	57	1,53	24,3	Normal	58,5	1,5	65	8	72	15
7	4568	20	11,6	44	1,44	21,2	Normal	44	0	47	3	49,5	5,5
8	5549	17	11	48	1,48	21,9	Normal	48	0	47,8	-0,2	56	8
9	5932	21	8,6	51	1,45	24,3	Normal	52	1	55	4	61,5	10,5
10	6248	36	6,2	60	1,4	30,6	Obesidad	59	-1	61	1	62,5	2,5
11	8942	26	9,6	60	1,56	24,7	Normal	61,9	1,9	68	8	72,6	12,6
12	11031	18	10	51	1,59	20,2	Normal	50,5	-0,5	55,5	4,5	60,5	9,5
13	11702	26	12	66	1,46	31,0	Obesidad	66	0	72,3	6,3	76,5	10,5
14	13343	20	6	59	1,58	23,6	Normal	54	-5	62	3	68,4	9,4
15	13362	26	8	68	1,53	29,0	Sobrepeso	68,5	0,5	76	8	79,6	11,6
16	14027	33	12	77	1,6	30,1	Obesidad	79	2	84	7	87,5	10,5
17	14329	21	10,5	59	1,6	23,0	Normal	60	1	65	6	69	10
18	15789	27	11,6	60	1,58	24,0	Normal	60	0	66	6	65,5	5,5
19	20979	25	11,6	64	1,58	25,6	Sobrepeso	61	-3	66,5	2,5	68,5	4,5
20	24606	31	6	51	1,52	22,1	Normal	53	2	60	9	67	16
21	25036	27	7	65,5	1,5	29,1	Sobrepeso	66	0,5	67	1,5	70	4,5
22	25286	22	10	62	1,62	23,6	Normal	63	1	71	9	78	16
23	25328	38	9	66	1,58	26,4	Sobrepeso	68	2	74	8	76	10
24	25653	28	9	72	1,51	31,6	Obesidad	72,2	0,2	75	3	77	5

Número de gestante	Número de Historia clínica	Edad (años)	Edad gestacional de la detección de embarazo (semanas)	Peso inicial (Kg)	Talla (m)	Índice de Masa Corporal pre gestacional y hasta la 12va semana (Kg/m2)	IMC letras	Peso a la semana 14 (Kg)	Ganancia de peso en el I trimestre (Kg)	Peso a las semana 28 (Kg)	Ganancia de peso en el II trimestre (Kg)	Peso a la semana 39 (Kg)	Ganancia de peso al final del III trimestre (Kg)
25	27674	17	6	42	1,39	21,7	Normal	42	0	48	6	54,3	12,3
26	28124	32	6	70	1,57	28,4	Sobrepeso	68,5	-1,5	69	-1	71	1
27	30579	16	10,2	75	1,52	32,5	Obesidad	75,5	0,5	80	5	86	11
28	34018	27	8,4	56	1,51	24,6	Normal	55	-1	61	5	65	9
29	37524	27	6,6	67	1,54	28,3	Sobrepeso	66,5	-0,5	69,5	2,5	75	8
30	38726	18	10,4	52	1,5	23,1	Normal	54	2	58	6	64,5	12,5
31	40403	30	8,5	73	1,48	33,3	Obesidad	73,5	0,5	79	6	82,5	9,5
32	45913	21	6,3	61,5	1,54	25,9	Sobrepeso	58,4	-3,1	67	5,5	68,8	7,3
33	45994	28	5	69	1,52	29,9	Sobrepeso	71,5	2,5	79	10	81,5	12,5
34	46479	21	7,5	56	1,59	22,2	Normal	58	2	60	4	66	10
35	48375	30	9	49,5	1,49	22,3	Normal	49	-0,5	54	4,5	60	10,5
36	49586	21	11	69	1,5	30,7	Obesidad	69	0	70	1	75	6
37	53257	18	12	61	1,47	28,2	Sobrepeso	62	1	65	4	73	12
38	54114	19	12	55,5	1,5	24,7	Normal	65,5	10	61	5,5	70	14,5
39	56362	27	12	55	1,53	23,5	Normal	55	0	59,5	4,5	61,5	6,5
40	56918	22	11,2	65	1,63	24,5	Normal	65	0	72	7	74	9
41	56983	21	9,5	42	1,42	20,8	Normal	45	3	51,5	9,5	59	17
42	57074	19	12	70,5	1,56	29,0	Sobrepeso	71	0,5	73,5	3	80,5	10
43	57168	26	9,5	55	1,48	25,1	Sobrepeso	56	1	63	8	68	13
44	57216	16	9,4	55	1,55	22,9	Normal	56,5	1,5	68	13	72	17
45	58964	34	12	65	1,59	25,7	Sobrepeso	66	1	73	8	78,5	13,5
46	59186	32	5	50	1,51	21,9	Normal	48	-2	51	1	54	4
47	59427	32	10,6	59	1,48	26,9	Sobrepeso	60	1	58	-1	65	6
48	59628	27	10,5	54	1,52	23,4	Normal	56	2	57	3	64,6	10,6

Número de gestante	Número de Historia clínica	Edad (años)	Edad gestacional de la detección de embarazo (semanas)	Peso inicial (Kg)	Talla (m)	Índice de Masa Corporal pre gestacional y hasta la 12va semana (Kg/m^2)	IMC letras	Peso a la semana 14 (Kg)	Ganancia de peso en el I trimestre (Kg)	Peso a las semana 28 (Kg)	Ganancia de peso en el II trimestre (Kg)	Peso a la semana 39 (Kg)	Ganancia de peso al final del III trimestre (Kg)
49	62515	29	8,5	70	1,62	26,7	Sobrepeso	71,5	1,5	76,5	6,5	79	9
50	62888	18	12	50	1,54	21,1	Normal	52	2	59	9	63	13
51	63025	37	7,5	64,5	1,53	27,6	Sobrepeso	64,5	0	73,4	8,9	80	15,5
52	63098	38	11,4	95,5	1,57	38,7	Obesidad	97	1,5	100,5	5	104,4	8,9
53	63156	21	7,3	61	1,56	25,1	Sobrepeso	60,5	-0,5	62	1	71	10
54	63374	25	7,5	64	1,53	27,3	Sobrepeso	65	1	72	8	72,5	8,5
55	64424	16	8,1	60	1,53	25,6	Sobrepeso	57	-3	64	4	74	14
56	64463	25	3,6	51	1,58	20,4	Normal	52,5	1,5	58	7	62	11
57	64490	26	11,4	42	1,51	18,4	Desnutrición	41,5	-0,5	52	10	57	15
58	64581	25	10	57	1,51	25,0	Sobrepeso	56	-1	62	5	65,5	8,5
59	64787	35	11	51	1,51	22,4	Normal	53	2	58	7	60	9
60	64794	23	11,5	59	1,63	22,2	Normal	59	0	67	8	74,5	15,5
61	64865	31	9,4	84	1,56	34,5	Obesidad	85	1	90,5	6,5	96	12
62	64919	18	6,2	56	1,52	24,2	Normal	56	0	61	5	67,5	11,5
63	64956	37	9,3	57	1,52	24,7	Normal	58	1	61	4	67	10
64	65214	25	10,3	59	1,54	24,9	Normal	61,5	2,5	71	12	75,5	16,5
65	65228	24	12	60	1,6	23,4	Normal	60,5	0,5	69	9	79	19
66	65260	17	11	48	1,52	20,8	Normal	49	1	53	5	60	12
67	65267	20	7	51	1,52	22,1	Normal	53	2	64,5	13,5	70,5	19,5
68	65307	19	5,6	47	1,53	20,1	Normal	45,5	-1,5	53,5	6,5	55	8
69	65329	20	8	52,7	1,57	21,4	Normal	50	-2,7	59	6,3	66	13,3
70	65364	19	12	62	1,59	24,5	Normal	65	3	74	12	78	16
71	65491	27	11,6	51	1,54	21,5	Normal	53	2	60	9	64,5	13,5
72	65536	18	11,2	43	1,49	19,4	Normal	43	0	49	6	53	10

Número de gestante	Número de Historia clínica	Edad (años)	Edad gestacional de la detección de embarazo (semanas)	Peso inicial (Kg)	Talla (m)	Índice de Masa Corporal pre gestacional y hasta la 12va semana (Kg/m2)	IMC letras	Peso a la semana 14 (Kg)	Ganancia de peso en el I trimestre (Kg)	Peso a las semana 28 (Kg)	Ganancia de peso en el II trimestre (Kg)	Peso a la semana 39 (Kg)	Ganancia de peso al final del III trimestre (Kg)
73	65554	26	11,5	50	1,51	21,9	Normal	51	1	58,5	8,5	61	11
74	65656	26	9,6	59	1,5	26,2	Sobrepeso	58	-1	65	6	74	15
75	65683	20	8	59	1,6	23,0	Normal	57	-2	67	8	71	12
76	65720	38	6	62	1,45	29,5	Sobrepeso	67	5	70	8	74	12
77	65730	24	8	47	1,56	19,3	Normal	46	-1	55	8	56	9
78	65781	34	7,6	92	1,64	34,2	Obesidad	91,5	-0,5	98	6	102	10
79	65850	29	7,5	72	1,54	30,4	Obesidad	73	1	77	5	80	8
80	65902	19	11	55	1,55	22,9	Normal	53	-2	63	8	67	12
81	65987	27	9,3	61	1,59	24,1	Normal	63	2	69	8	74	13
82	66158	29	9	65	1,6	25,4	Sobrepeso	70	5	74	9	81	16
83	66171	26	11,4	64	1,52	27,7	Sobrepeso	64	0	68	4	73,5	9,5
84	66224	20	10,2	59,5	1,68	21,1	Normal	58	-1,5	63	3,5	69	9,5
85	66319	26	12	54	1,6	21,1	Normal	53	-1	60	6	67	13
86	66351	24	9	97	1,59	38,4	Obesidad	87	-10	100	3	107	10
87	66539	31	11,1	54	1,54	22,8	Normal	53	-1	60,5	6,5	69	15
88	66590	17	10	50	1,47	23,1	Normal	51,5	1,5	58	8	63	13
89	66596	23	11,6	58,2	1,57	23,6	Normal	59,5	1,3	64,5	6,3	69	10,8
90	66701	28	6	51	1,51	22,4	Normal	53	2	61	10	65,3	14,3
91	66837	36	5,5	57	1,49	25,7	Sobrepeso	56	-1	62	5	68	11
92	66879	20	6,5	50,5	1,54	21,3	Normal	51	0,5	62	11,5	64	13,5

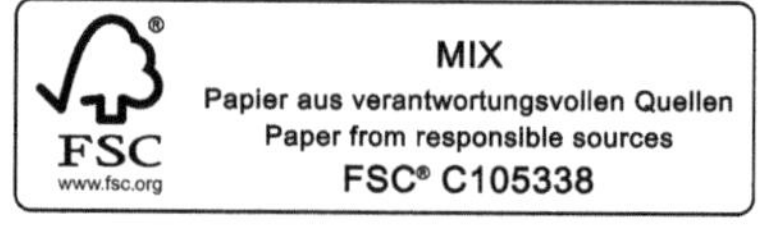

MIX
Papier aus verantwortungsvollen Quellen
Paper from responsible sources
FSC® C105338
FSC www.fsc.org

Printed by Books on Demand GmbH, Norderstedt / Germany